Die Darm-Reinigung

nach Dr. med. F. X. Mayr

Von Medizinalrat Dr. med. Erich Rauch

Mit einem Geleitwort von Dr. med. Freimut Biedermann

Mit 15 Abbildungen und 2 Tabellen

36. Auflage

HAUG

Karl F. Haug Verlag · Heidelberg

CIP-Kurztitelaufnahme der Deutschen Bibliothek

Rauch, Erich:

Die Darmreinigung nach Dr. med. F. X. Mayr / von Erich Rauch. Mit e. Geleitw. von Freimut Biedermann. – 36. Aufl. – Heidelberg : Haug, 1986.

ISBN 3-7760-0942-X

12. – 35. Auflage 1967 – 1984 Karl F. Haug Verlag, Heidelberg

36. Auflage 1986

Verlags-Nr. 86125 · ISBN 3-7760-0942-X

Fotos: Otto Stefferl, Wien

Gesamtherstellung: Pilger-Druckerei GmbH, 6720 Speyer am Rhein

Inhalt

I. Teil

Gesundheit und Krankheit — einmal anders gesehen

II. Teil

Gesundung nach Dr. F. X. Mayr

III. Teil

Gesündere Ernährungs- und Lebensweise

Geleitwort

Seit gut fünf Jahren kenne ich F. X. Mayr aus seinen Schriften, aber ich bin ehrlich genug einzugestehen, daß ich seine Gedanken erst richtig verstand, als ich vor einiger Zeit „am eigenen Leibe" eine Mayr-Kur machte.

Jetzt weiß ich, daß, wenn Mayr „Entschlackung" oder „Blutreinigung" sagt, dies keine Phrasen sind, sondern Tatsachen, die man mit der von ihm entdeckten „Diagnostik der Gesundheit" „messen, lehren, lernen" und damit überprüfen kann.

Früher konnte ich mich kaum eines Lächelns erwehren, wenn ich hörte, daß jemand eine „Frühjahrs-, Entschlackungs- oder Blutreinigungskur" machen wollte. Der allzu mechanische Vergleich mit dem Ausräumen eines verschlackten Ofens lag zwar nahe, schien mir aber doch arg zu hinken, zumindest sehr laienhaft ausgedrückt zu sein.

Seit meiner Mayr-Kur weiß ich aus dem Erleben als Arzt und Patient heraus, daß Mayrs Ansichten Realitäten sind, mit denen ich bisher kaum und nur ungern gerechnet hatte, weil mir die Rechnung zuviel Unbekannte zu enthalten schien und weil mir das Rechnen mit diesen Unbekannten zu unsicher war.

Die Entdeckung F. X. Mayrs teilen das Schicksal vieler großer Erkenntnisse: sie klingen zu einfach. Aber um sie zu verstehen, verlangen sie nicht nur eine neue Betrachtungsweise (das könnte man sich schließlich noch gefallen lassen), sondern sie verlangen ein vollkommenes Umdenken, ein Umkrempeln der Einstellung zu sich selbst und zum Stoffwechselgeschehen im Körper.

Dieser F. X. Mayr mit seiner Geradlinigkeit ist ein wenig unbequem! Weil man denken muß! Darum ist er bis heute in der allgemeinen Medizin ziemlich unbekannt geblieben.

In den Grundprinzipien enthüllen seine Erkenntnisse ohne einen Wust von Formeln, wie der Mensch gesundheitlich „dran" ist, und wie er ein Optimum an Gesundheit ohne komplizierte Apparaturen, nur durch die Rationalisierung seines eigenen Körpers, die bessere Ausnützung der Nahrung und die Schulung seines Verdauungsapparates erreichen kann.

Diese „Diagnostik der Gesundheit" ermöglicht zum erstenmal ganzheitsmedizinische Diagnostik und dadurch eine rechtzeitige vorbeugende Behandlung der bisher von der mehr krankheitsorientierten Heilkunde übersehenden Krankheits-Vorstadien, vor allem im Bereich des Verdauungsapparates.

Durch diese streng wissenschaftliche Diagnostik der Gesundheit schaffte MAYR auch für die biologische Heilweise eine Grundlage, die mich zuerst faszinierte. Dann überzeugte sie mich in ihrer Einfachheit, weil sie, eben wegen dieser Einfachheit, genial ist.

Eine weitere Entdeckung MAYRS ist die der fundamentalen Bedeutung des Verdauungsapparates („als Wurzel der Pflanze Mensch") für die Gesundheit.

Schon vor 37 Jahren erklärte MAYR, daß die Darmträgheit — der chronische Verdauungsschaden — so häufig ist, daß die allermeisten Menschen es nötig hätten, ihre Verdauungsorgane durch alljährliche Schon- und Säuberungskuren gesund zu erhalten. Dadurch würden auch die meisten anderen, außerhalb des Darms liegenden Leiden beeinflußt werden können.

Diese und noch einige andere mir wichtig erscheinende Erkenntnisse setzt MAYR in seinen Schriften mit Bestimmtheit und mit Gültigkeit auseinander. Trotzdem führt ihn diese in über 50jähriger Forschungsarbeit gewonnene innere Sicherheit nicht in die Sackgasse langweiliger Dogmatik. Auf Schritt und Tritt merkt man ihm an, daß er sein Wissen nicht in der Retorte destilliert hat, sondern daß seine Gedanken in der Schleifmühle der Sprechstunde kristallisiert sind. Deshalb sind seine Lehrsätze auch so einleuchtend, ja sie sind, wie ich es nennen möchte, ein so sanftes Postulat, daß man sich ihm gerne beugt. Deshalb ist auch seine Diktion mitreißend und überzeugt auch. Die Begeisterung seines Lehrers MAYR ist auf seinen Schüler RAUCH, den Verfasser der vorliegenden Schrift, übergegangen.

Die Klarheit des Altmeisters spürt man durch, gepaart mit einem eigenen Wissen um Zusammenhänge zwischen Verdauungsapparat, Körper und — was mich ganz besonders interessiert hat — Haltung und Wirbelsäule.

RAUCH unterbaut seine „Behandlung nach Mayr" aus großer eigener Erfahrung heraus, die er seit Jahren mit Mayr-Kuren an Patienten gewonnen hat.

Wenn auch die vorliegende Schrift vornehmlich für Patienten geschrieben wurde, die gerade eine Kur durchführen, um ihnen eine Erklärung über das Körpergeschehen während der Kur zu erteilen, so soll sie dennoch nicht dazu verleiten, Selbstversuche ohne Arzt anzustellen, da eine so grundlegende und tiefgreifende Heilmaßnahme wie die Mayr-Kur ausnahmslos der fachlichen Leitung und Behandlung bedarf.

Unrichtige Kuren können Schädigungen verursachen, was ich selbst aus meiner theoretischen und praktischen Erfahrung sagen kann.

Aus meinen persönlichen Erfahrungen heraus muß ich aber auch wünschen, daß recht viele Ärzte das Büchlein in die Hand nehmen! Sie werden durch die treffliche Darstellung Rauchs nicht nur „Geschmack" an Mayr und der Mayr-Kur finden, sondern werden die Folgerungen ziehen, die Mayr mit seiner „Diagnostik der Gesundheit" aufgezeigt hat.

So erfüllt meines Erachtens auch das vorliegende Buch zweierlei: einmal interpretiert es in leicht faßlicher Form die für den Laien zum Teil schwer zugänglichen Originaldarstellungen F. X. Mayrs, zum anderen regt es den Arzt und den, der im Augenblick keine Mayr-Kur machen kann, dazu an, einmal überhaupt das Geschehen seines Verdauungsapparates von einer anderen, umfassenderen Seite anzusehen.

Sehr wahrscheinlich wird es nicht ausbleiben, daß der Leser an vielen bisherigen Auffassungen zu zweifeln beginnt. Da er aber gut fundierte Antworten bekommt, ist das eine gute Sache.

Mayr, der ja weit davon entfernt ist, ein neues „Ernährungssystem" aufbringen zu wollen, wird bald einen wohltuenden Einfluß auf die Lebensweise des Lesers ausüben. Rauch hat es fertiggebracht, darüber in amüsanter Weise und spannend zu erzählen. Das ist sehr wichtig, weil man es dann viel lieber liest und auch eher akzeptiert.

Doch wird der Leser hier weder das sinnlose Essen großer Quantitäten noch das einseitige Leben nach Vitamin- und Kalorien-Tafeln lernen; er wird vielmehr durch die Beschäftigung mit den Gedanken Mayrs, vor allem wenn er sich dazu entschließen kann, selbst eine Mayr-Kur zu machen, merken, daß er eine völlig andere Einstellung zur Nahrung und zur Nahrungsaufnahme bekommt: Die „Umstellung" erfolgt so leichtfüßig, daß man sich gar nicht mehr vorstellen kann, daß es früher auch mal anders war.

Wer MAYRS Erkenntnisse begriffen hat, der hat einen untrüglichen Kompaß in der Hand, der ihn sicher durch den Wirrwarr der „Ernährungssysteme" hindurchführt, und es kann dann nicht mehr vorkommen, daß Patienten sagen, daß sie vor lauter verschiedenartigen Diäten, die sie gesagt bekommen haben, nun überhaupt nicht mehr wissen, was sie tun sollen: Von der Basis „Mayr" aus ordnet sich alles von selbst an den rechten Platz.

Man gewinnt wieder eine neue Eßkultur und kommt von der Quantität zurück zur Qualität.

Dabei ist es durchaus nicht so, daß hier ein Wald von Verbotstafeln oder Warnungsschildern steht! Im Gegenteil!

Es berührt so ungeheuer sympathisch, daß kein erhobener Zeigefinger den Genuß und die Freude am elementaren Essen verbieten will.

Systeme, die den Zeigefinger hochheben und den Teufel an die Wand malen, haben wir genug!

„Wir lieben die Lehrer, die das Hiesige loben!"

MAYR lobt das Hiesige und läßt uns genußfreudig leben.

Ich wünsche dem Meister und seinem Schüler RAUCH weiteres gutes Gelingen.

Stuttgart, Mai 1957

Dr. med. Freimut BIEDERMANN

Vorwort zur 3. Auflage

Vor gut einem Jahr erschien die erste Fassung der vorliegenden Schrift. Daß es bereits nach so kurzer Zeit zum Erscheinen der 3. Auflage gekommen ist, war für alle Kenner der Materie eine freudige Überraschung. Handelt es sich doch bei den Erkenntnissen Dr. MAYRS um alles andere eher als um eine dem modernen Durchschnittsgeschmack zusagende Richtung.

Sie kommt der inneren Behäbigkeit, der Veräußerlichung und der oft staunenswert naiven Wundersucht des Atomzeitmenschen nicht entgegen; sie verspricht kein müheloses Erreichen des „Himmels auf Erden", wie man es von der Reklame für verschiedene „ganz neuartige" Mittel, Präparate oder „besonders gesunde" Kostarten längst gewöhnt ist. Im Gegenteil, sie erfordert ehrlichen Willen zur Gesundung, Verzicht auf schädliche Gewohnheiten und geistig-körperliche Mitarbeit.

Als Charakterkur verlangt die Mayr-Kur auch eine Voraussetzung — nämlich Charakter. Und da diese Eigenschaft nicht gerade allzu häufig anzutreffen ist, darf es nicht wundernehmen, wenn ein Teil der Mitwelt sich der Kur gegenüber von vorneherein ablehnend verhält. Dies gilt auch von manchem Arzt, der, in anderer Denk- und Arbeitsrichtung geschult, hinsichtlich eines Heilerfolges nur an die Wirksamkeit chemisch-pharmazeutischer Präparate und sonst an fast nichts zu glauben gewöhnt ist.

So mußte es um so mehr überraschen, wie günstig das kritische Echo auf diese Schrift, selbst in den allermeisten ärztlichen und fachärztlichen Besprechungen, ausgefallen ist, und wie sehr die Begeisterung und das Verstehen der nichtärztlichen Leserschaft zum Ausdruck gekommen ist. So darf ich an dieser Stelle für die vielen Anregungen danken, die mir inzwischen von verschiedenen Seiten zugekommen sind. Besonders danke ich Herrn Dr. KOJER und zahlreichen anderen Kollegen aus der Gesellschaft der Mayr-Ärzte, weiter Herrn Dipl.-Ing. LAUS, sowie der hervorragenden Arbeit des Karl F. Haug Verlages.

Vor allem aber sei hier meinem verehrten Lehrer, dem heute 83jährigen Altmeister Dr. Franz Xaver MAYR gedankt. Gedankt für seine diagnostisch-therapeutischen Entdeckungen und seine wegweisende Lebensarbeit, die schon so vielen Tausenden Rettung und reichen Segen erbracht hat.

Der Wunsch, möglichst vielen Mitmenschen auf diese Weise zur Gesundheit zu verhelfen, vermag aber an der Tatsache nichts zu ändern, daß eine so eingreifende Heilweise, wie die Mayr-Kur, ausnahmslos der Leitung eines eigens hierfür geschulten Arztes bedarf. Dieser muß sein Wissen um die Kur auch durch das Erleben am eigenen Körper erhärtet haben und muß die — in dieser Schrift nur angedeutete — diagnostische Methode Dr. Mayrs beherrschen. Nur damit kann er sich ein zutreffendes Bild vom jeweiligen Zustand des Patienten und seinen Reaktionen verschaffen und die gesamte Kur souverän leiten. Ohne diese Voraussetzung erfolgt die Kur unrichtig und besteht die Gefahr, daß mangels wirklicher Kenntnis Name und Methode in Mißkredit kommen.

Wien, September 1958

Dr. Erich Rauch

Vorwort zur 30. Auflage

Die Aufgeschlossenheit der Zeit für die Entdeckungen F. X. MAYRS nimmt allmählich zu. Der Altmeister, bis zu seinem Tode im 90. Lebensjahr (1965) ungemein geistig frisch und rege, hat die vorliegende Schrift, die seinen Namen trägt, selbst schriftlich und mündlich geschätzt und anerkannt. Wie hätte er sich über die weitere Verbreitung seiner Lehre gefreut, wie sie durch die zunehmende Zahl fremdsprachiger Übersetzungen und die 30. Auflage dieses Büchleins in deutscher Sprache zum Ausdruck kommt! Heute sind es längst etliche hunderttausend Leser, darunter viele Ärzte, die den Inhalt studiert und vielfach auch beherzigt haben. Da die kleine Schrift nicht eigens auf alle speziellen Nöte des heutigen „Wohlstandsmenschen" eingehen kann, folgten ihr ergänzende Schriften nach: Die „BLUT- UND SÄFTEREINIGUNG" zur Darstellung der Grundlagen der natürlichen Heilbehandlungen und der heute zunehmend benötigten mildesten aller Kurformen im Sinne F. X. MAYRS, der milden Ableitungskur. Später folgte die „MILDE ABLEITUNGSDIÄT" mit Kochrezepten für leicht verdauliche Gerichte und Richtlinien für gesündere Ernährung. Aus einem echten Bedürfnis heraus entstand auch die „HEILUNG DER ERKÄLTUNGS- UND INFEKTIONSKRANKHEITEN DURCH NATÜRLICHE BEHANDLUNG", was längst auch zahlreiche Erfolgs- und Dankschreiben aus aller Welt, vor allem von Müttern mit infektgeplagten Kindern, unter Beweis gestellt haben. Natürliche Heilweisen sind heute wichtiger denn je, weil Grundgesundheit und Abwehrkraft vieler Kinder und Erwachsener durch Massenanwendung hochdosierter chemotherapeutischer Präparate, besonders bei Infekten, empfindlich vermindert sind, und weil auch die Erfolge durch MAYR-Kuren dadurch in Frage gestellt werden können.

Gut bewährt haben sich die Ärzte-Ausbildungskurse in Diagnostik und Therapie nach F. X. MAYR, die sich heute eines zunehmenden Interesses erfreuen. Für Ärzte dient auch die Schrift „DIAGNOSTIK NACH F. X. MAYR", die, wie alle anderen Bücher, sich einer ständig zunehmenden Nachfrage erfreut.

All dies läßt auf weitere Verbreitung des gerade für den heutigen Menschen so segensreichen Forschungsgutes F. X. MAYRS hoffen.

Mögen auch alle Leser dieser 30. Auflage wertvolle Erkenntnisse gewinnen und den bewährten Weg der Gesundung nach F. X. MAYR mit bestmöglichem Erfolg beschreiten!

A-9082 Maria Wörth-Wörthersee,
im August 1980 Dr. Erich RAUCH

I. TEIL

Gesundheit und Krankheit — einmal anders gesehen

Ihrer Zeit voraus: Boerhaave — Semmelweis — Mayr

Vor 200 Jahren starb BOERHAAVE, der überragende Arzt seiner Zeit. Bei Lebzeiten hatte er den Zeitgenossen die Summe seiner ärztlichen Erfahrungen als Vermächtnis zum Wohle der gesunden und leidenden Menschheit in Aussicht gestellt.

Nach seinem Tode kamen Wissenschaftler aus aller Welt herbei, um an der Versteigerung des versiegelt vorliegenden Werkes teilzunehmen. Wie mögen aber die Erschienenen, besonders jener reiche Engländer, dem es für eine hohe Summe zugeschlagen wurde, gestaunt haben, als sie die Blätter des dicken Buches unbeschrieben vorfanden und nur auf der letzten Seite die folgende Doppelzeile und sonst nichts entdeckten:

„Den Kopf halt kühl, die Füße warm,
Und pfropfe nicht zu voll den Darm!"

Ein Scherz? Keineswegs — vielmehr eine goldene Regel gesunder Lebensführung, allgemein verständlich und eben deshalb von den meisten mißachtet. Es ist etwas Eigenes um die Wahrheit: je einfacher sie sich offenbart, um so leichter setzt man sich über sie hinweg.

Welchen Leidensweg ging nicht hundert Jahre später Philipp Ignaz SEMMELWEIS von der Entdeckung der Ursache des Kindbettfiebers bis zu seinem tragischen Ende in einem Irrenhaus! Damals starb noch fast die Hälfte der in einer Wiener Frauenklinik entbindenden Mütter an der grauenvollen Kindbettseuche. Alles fieberhafte Suchen nach dem Grunde des Massensterbens blieb vergeblich.

Bis SEMMELWEIS der Verdacht kam, daß die Hände der Ärzte, die hier Leichen sezierten und dort werdende Mütter untersuchten, nicht genügend gereinigt waren, um zu verhindern, daß unbekannte Giftstoffe von den Toten auf die lebenden Leiber übertragen wurden, was tausendfachen Tod von jungem, blühendem Leben zur Folge hatte.

Semmelweis wurde verlacht. Man hielt ihm entgegen, daß sich die Ärzte vor den Untersuchungen stets gewaschen hätten, ihre Hände daher rein gewesen seien und als Giftstoffüberträger überhaupt nicht in Betracht kämen. Wer solches behauptete, wäre ein Phantast, ein Narr.

Aber Semmelweis bewies, daß eben diese Hände, die man für rein gehalten hatte, verschmutzt und verseucht waren. Er ließ sie nämlich auf besonders gründliche Art reinigen und bezwang damit die Seuche. So begründete Semmelweis eine neue Epoche der Hygiene, Chirurgie und Frauenheilkunde. Er wurde als „Retter der Mütter" und Revolutionär der Medizin gepriesen. Aber erst nach seinem Tode. Bei Lebzeiten wurde er erst verlacht und später bekämpft; seine Entdeckung war seiner Zeit zu neuartig, zu einfach und zu groß.

Der Österreicher Dr. Franz Xaver Mayr wiederum, der in unserer Zeit lebt, stellte die neuartige Behauptung auf, daß der Verdauungsapparat der meisten heutigen Menschen nicht mehr sauber, nicht mehr voll leistungsfähig und daher auch nicht gesund sei. Durch abgelagerte Rückstände oder Schlacken sei er mehr oder minder verschmutzt, oft entzündet und durch Verunreinigungen zu einer gefährlichen Giftquelle geworden. Diese untergrabe die Gesundheit und mache den Menschen früher krank, alt und häßlich.

Dr. Mayr fordert daher im Interesse der Gesundung jedes nicht vollgesunden Menschen gründliche Säuberung seines Verdauungsapparates. Darunter versteht er aber — ähnlich wie Semmelweis — etwas anderes als seine Zeitgenossen! Auch behauptet er, daß jene Verdauungsapparate, die man heute allgemein noch als rein und gesund zu bezeichnen pflegt, in der Mehrzahl bereits mehr oder weniger geschädigt und verschlackt seien.

Wie Mayr zu solchen Behauptungen kommen konnte, erklärt sich aus seinem Entwicklungsgang:

Um die Jahrhundertwende behandelte der Student der Medizin Mayr in einer Kuranstalt Darmkranke. Dabei stellte er sich die Frage, woran er das Ziel seiner Behandlung, nämlich die Gesundheit, erkennen könne. Da ihm weder verläßliche Kriterien der Gesundheit des Verdauungsapparates, noch solche der Gesundheit des Menschen überhaupt bekannt waren, wandte er sich an den Chefarzt der Anstalt, später an medizinische Lehrbücher und an seine Lehrer auf der Universität mit den Fragen:

1. An welchen Merkmalen erkennt man die Gesundheit des Menschen im allgemeinen und seines Verdauungsapparates im besonderen?
2. Wie groß, wie geformt, wie beschaffen ist der gesunde Bauch? An welcher Grenze geht das Gesunde in das Krankhafte über?

Aber niemand wußte eine Antwort darauf.

Die Klärung dieser Fragen wurde MAYR zur Lebensaufgabe. Ist ein Mensch, der keine Krankheitssymptome besitzt, auch immer völlig gesund? Oder befindet er sich nur in einem scheingesunden Zustand mit versteckter Krankheitsbereitschaft? Und ist ein Verdauungsapparat, der für normal angesehen wird, auch immer w i r k l i c h gesund, das heißt voll leistungsfähig und frei von Rückständen?

Zur Klärung dieser Fragen behandelte er alle Patienten, gleichgültig ob sie nun wegen Kopf-, Hals-, Lungen-, Herz-, Magen- oder Unterleibsbeschwerden zu ihm gekommen waren, so, als ob sie verdauungskrank wären. Wie SEMMELWEIS die Hände a l l e r untersuchenden Ärzte, gleich ob sie nun sauber schienen oder nicht, stets peinlichst genau reinigen ließ, sorgte MAYR für gründlichste Säuberung der Verdauungsorgane a l l e r Patienten, auch derer, die scheinbar völlig verdauungsgesund waren. Dabei kam er zu dem verblüffenden Ergebnis, daß

1. auch die angeblich Verdauungsgesunden nicht völlig gesund, sondern oft schon erheblich verdauungsgeschädigt (und verschlackt!) waren, und
2. mit der Gesundung und Reinigung des Verdauungsapparates auch die meisten anderen Leiden, zum Beispiel der Lungen, des Herzens, des Unterleibes usw. sich zurückbildeten oder gänzlich schwanden.

Schließlich fand MAYR nach jahrzehntelangem Forschen anhand einer einzig dastehenden Untersuchungs- und Behandlungsreihe mit Tausenden von Patienten jene Kriterien des gesunden Leibes, die er als „Diagnostik der Gesundheit" zusammenfaßte.

Mit deren Hilfe läßt sich feststellen:

1. Wie weit der Gesundheitszustand eines Menschen von seiner Optimalform (Bestform) abweicht. (Dadurch werden bisher unbeachtete Organschäden, Krankheits vor stadien und Krankheitsstadien objektiv feststellbar*).)
2. Ob sich der Gesundheitszustand verbessert oder verschlechtert hat.
3. Welche Faktoren die Gesundheit günstig oder ungünstig beeinflussen.

MAYR begründet mit dieser Diagnostik die Lehre oder Wissenschaft vom gesunden Menschen, die sich neben der Erkennung vor allem die Erhaltung des bestmöglichen Gesundheitszustandes zum Ziele setzt.

Da sich die Heilkunde bislang wohl intensiv mit Krankheiten befaßt hat, aber kaum mit der Gesundheit und dem Gesunden, werden alljährlich Milliarden ausgegeben, um Kranke zu heilen, oder sie von bestimmten Symptomen zu befreien, andererseits aber wird wenig Ernsthaftes unternommen, um das Krankwerden von vornherein zu verhüten, oder es auf den mit zunehmendem Alter unvermeidlichen Verbrauch der Lebenskräfte zu beschränken. Mangels einer Diagnostik der Gesundheit konnte manche Gefahr nicht erkannt und der Mensch nicht rechtzeitig davor bewahrt werden. Da Vorbeugen besser und wichtiger ist als Heilen, kommt den Forschungen Dr. MAYRS in Form einer Gesundheitsmedizin die Bedeutung einer Grundlage und Ergänzung der bisher als Krankheitsmedizin orientierten Heilkunde zu.

Da Gesundsein und Kranksein eines Menschen, abgesehen von Erbeinflüssen, Angriffen gefährlicher Krankheitserreger und gewaltsamen Einwirkungen, vor allem in dessen Lebens- und Ernährungsweise wurzeln, läßt sich die grundlegende Gesundung, die Dr. MAYR zum Ziele setzt, keineswegs passiv, etwa durch bloße Ein-

---

*) siehe bisher unbeachtete Schädigungszeichen in Abb. 2 und 3! Näheres in RAUCH, E.: Diagnostik nach F. X. MAYR. Kriterien des Krankheitsvorfeldes, der Gesundheit und Krankheit. 2. Aufl., Heidelberg 1979. Karl F. Haug Verlag.

verleibung von Heilmitteln erkaufen. Sie entfaltet sich immer nur unter aktiver Mitarbeit des Heilungsbedürftigen, weil dieses Ziel ohne Bekämpfung schadenbringender Gewohnheiten niemals erreicht werden kann. Die Entscheidung fällt somit auf der sittlichen Ebene!

Daher kann dieser Weg von jenen, die, in Genußsucht verstrickt, die Kraft zur Maßhaltung nicht aufbringen, nicht beschritten werden; ebensowenig auch von jenen, bei denen Mangel an Verständnis oder angebliche Besserwisserei der notwendigen Einsicht im Wege stehen.

Wie einst BOERHAVE und SEMMELWEIS sieht auch MAYR Gesundheit und Krankheit in neuer Sicht und ist damit, neue Wege weisend, seiner Zeit weit voraus.

Wann und wie die Krankheit beginnt

Krankheit ist ein Drama in 10 Akten*): Die Akte 1—3 verlaufen völlig unbeachtet, die Akte 4—6 spielen sich in überfüllten Ärztewartezimmern, die Akte 7—9 im Krankenhaus und der 10. Akt auf dem Sterbebett ab.

Diese Feststellung kann jedermann aus eigener Beobachtung bestätigen. Erkrankt nämlich jemand eines Tages an einer sogenannten Zivilisationskrankheit, zum Beispiel Rheumatismus, Angina pectoris, Magen-Darm-Geschwüren, Arterienverkalkung, hohem Blutdruck, Krebs usw., oder nimmt er nur einige ihrer Symptome wahr, wie Sodbrennen, Heißhunger, Stuhlverstopfung, blutigem Stuhl, Nervosität, Müdigkeit, Schlaflosigkeit, Kopf-, Kreuz- oder Bauchschmerzen, Gewichtsabnahme und dergleichen mehr, so glaubt er selbstverständlich, daß nur eine bestimmte, unmittelbar vorausgehende Ursache, etwa eine Verkühlung, eine Überanstren-

*) DEICHMANN, H.: Dysbakterieprobleme. Ulm-Donau 1954. Karl F. Haug Verlag.

gung, ein Diätfehler, allein daran Schuld trage. Da er sich bis dahin mehr oder minder beschwerdefrei fühlte und sich mit sorgloser Gelassenheit seiner Gesundheit rühmen konnte, übersieht er völlig, daß jene Ursache, der er alles Übel zuschreibt, bereits den aufgehenden Vorhang zum 4. oder 5. Akt darstellt, während die vorausgehenden Akte schon in der Zeit vorher — unbeachtet — über die Szene gegangen waren.

Es ist schon später, als Du denkst!

steht im Wartezimmer eines bayerischen Arztes. Das mit Recht.

Es ist eine unleugbare Tatsache, daß die meisten unserer Mitmenschen nicht mehr — im vollen Sinne des Wortes — gesund sind, sondern sich bestenfalls im Zustand einer durch Kompensationen und Korrekturen aufrechterhaltenen Scheingesundheit befinden.

Die „Diagnostik der Gesundheit" zeigt uns die einleitenden Stadien des Gesundheitsverfalles auf, so daß bereits hier, im Bereiche des anscheinend Gesunden, eine drohende Gefahr rechtzeitig erkannt, ihr Auftreten verhindert und eine Verbesserung eingeleitet werden kann.

Damit erhebt sich die Frage: *wann und wie kommen die ersten Schäden am menschlichen Organismus zustande?*

Teils handelt es sich um ererbte Organschwächen, Dispositionen und Schäden; und teils um eine schon in den ersten Lebensmonaten anerzogene Überlastung des Verdauungsapparates, weil die meisten Mütter glauben, daß nur Vielessen groß und stark mache. Unermüdlich drücken sie den Inhalt ihrer Brüste dem wehrlosen Kleinen in den Mund; selbst der vollsatt an ihrer Brust eingeschlafene Säugling wird geweckt und zum Weitertrinken genötigt. Die Sauggummi der Milchflaschen erhalten zu große Löcher eingebohrt, damit die Kinder, anstatt kleine verdaubare Portionen ansaugen zu können, hastig größere Nahrungsmengen schlucken müssen, um sich überhaupt der in dickem Strahl einströmenden Nahrung erwehren zu können.

Den Müttern schließen sich die Großmütter an, diese bekannten Experten der Kinderpflege. Mit den Worten „ein Löffel für die Omama, ein Löffel für den Opapa ...“ wird der Kopf des Kindes, das einfach nicht mehr kann, unter sanfter Gewalt zurechtgedreht und die Fütterung erbarmungslos fortgesetzt. Das nächste Essen folgt, bevor noch der Magen mit dem vorausgegangenen fertig geworden ist. In der Zwischenzeit sorgen Näschereien dafür, daß die Verdauungsorgane pausenlos arbeiten müssen.

Vergeblich setzt sich der kindliche Organismus zur Wehr, indem er das Zuviel an aufgenommener Nahrung erbricht. Bald hat das Wort „Speikinder sind Gedeihkinder“ keine Geltung mehr, weil Brech- und Sättigungsreflexe ihre Tätigkeit einstellen. Der Magen ist erschlafft und erweitert, die in Übermenge einverleibte Nahrung vergärt oder verfault im Darm und führt trotz überreichlicher Nahrungszufuhr zu einer qualitativ minderwertigen Ernährung. Oft steigt dadurch der Appetit, um diesem Mangel zu begegnen. Das durch mütterlichen Fütterungstrieb, Sorge und althergebrachte Ansichten falsch ernährte Kind ißt nun sehr viel und sehr oft — es ißt nun „brav“. So bewahrheitet sich die Erkenntnis, daß man zum Vielfraß nicht geboren, sondern erzogen wird!

Ständige Nötigung zum Essen zeigt aber auch oft die gegenteiligen Folgen: anhaltenden psychischen und physischen Widerwillen gegen Nahrungsaufnahme. Die Folge ist das blasse und magere, krummrückig dasitzende Kind, bekannt als appetitloser, heikler und nervöser Esser. Es leidet bereits unter beträchtlichen Verdauungsstörungen. Oft genug ist es Gegenstand der Sorge für seine Angehörigen und langwieriger Behandlung durch den Arzt.

In beiden Fällen, so verschieden sie aussehen, ist der natürliche Instinkt, der die Befriedigung des Nahrungsbedürfnisses lenken sollte, verlorengegangen. An seine Stelle ist ein zum Selbstzweck gewordenes, genußbetontes Eßbedürfnis getreten, wobei entweder die Quantität oder aber eine sehr wählerisch bestimmte Qualität — unter Vernachlässigung der richtigen Nahrungsmenge — den Ausschlag gibt.

Wer aber, so weit gekommen, noch glaubt, gesund zu sein, kann in Wahrheit bestenfalls nur mehr einen Zustand der Scheingesundheit mit chronischem Verdauungsschaden für sich in Anspruch nehmen, der den unbeachteten Anfang der meisten Krankheiten bildet.

Der Verdauungsapparat — Wurzel der Pflanze Mensch

Der Verdauungsapparat, ein schlauchförmiger Kanal, der beim erwachsenen Menschen eine Länge bis 9 Meter erreicht, nimmt

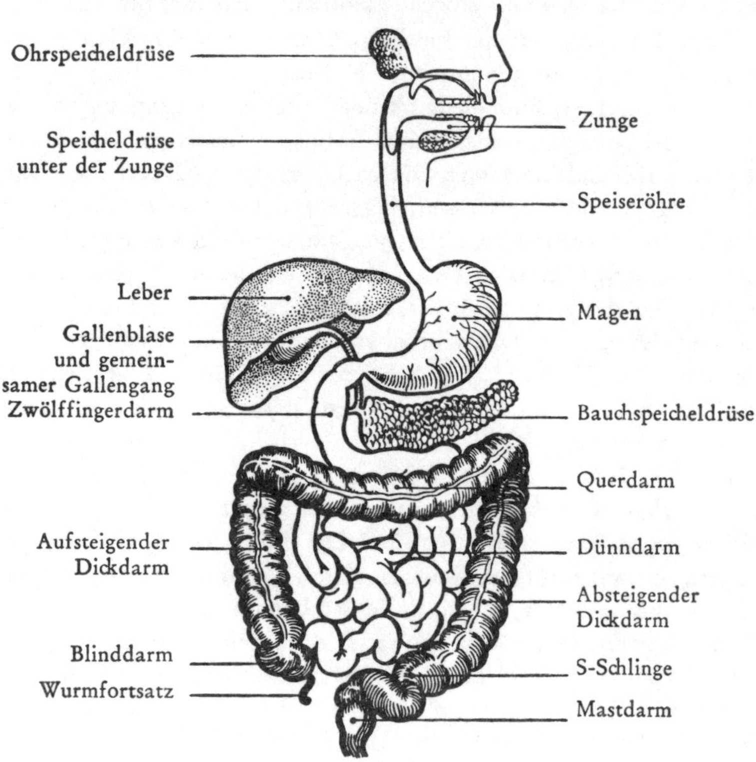

Abb. 1

Schematische Darstellung des gesamten Verdauungsapparates

mit den Lippen des Mundes seinen Anfang und endet als After. Er umfaßt Mundhöhle, Rachen, Speiseröhre, Magen, Dünn- und Dickdarm. Zu ihm gehören ferner Anhangdrüsen, wie die Speicheldrüsen der Mundpartien, die Leber mit der Gallenblase, die Bauchspeicheldrüse sowie Milliarden von Schleimhautdrüsen im Magen-Darm-Bereich (s. Abb. 1).

Das harmonische Zusammenwirken aller dieser Teile ergibt die normale Verdauung.

Verdauen heißt daher nicht, wie die meisten glauben, Stuhl produzieren, sondern Verdauen heißt:

1. Die aufgenommene Nahrung mechanisch, chemisch und bakteriell richtig aufzuschließen, und in Körpersubstanz und Kraft umzuwandeln; und
2. die unverwerteten Abfallstoffe rechtzeitig auszuscheiden. Das Gegenteil von diesem normalen Verdauungsvorgang sind die üblichen, krankmachenden Gärungs- und Fäulnisprozesse (s. S. 23!).

Wie die Feinwurzeln der Pflanzen die Nährstoffe aus dem Erdreich aufnehmen und den Zweigen, Blättern und Blüten zur Verfügung stellen, so wurzeln auch unzählige Darmzotten im Speisebrei, saugen die vom Verdauungsapparat ab- und umgebaute Nahrung auf und übergeben sie dem Blut, das sie an alle Bedarfsstellen (die 33 Milliarden Körperzellen) transportiert.

Neben der Aufgabe, den Körper zu ernähren, verrichtet der Verdauungsapparat noch eine weitere wesentliche Funktion, auf die Dr. MAYR als erster hingewiesen hat:

die Blutreinigung.

Wie die Abwässer einer Fabrik müssen nämlich die bei jeder einzelnen Zelle freiwerdenden Stoffwechselabfälle, die man vergleichsweise als Schlacken bezeichnet, restlos und rechtzeitig ausgeschieden werden. Die Zelle stößt sie zu diesem Zweck ins Blut ab, das sie sogleich zu den Ausscheidungsorganen transportiert:

Die Lungen atmen die schädliche Kohlensäure und andere gasförmige Abbauprodukte aus.

Die Nieren filtrieren die harnfähigen Stoffe ab.

Die Haut scheidet mit Hautatmung (Ausdünstung) und Schweiß Schlacken aus.

Der Darm reinigt das Blut von Abfallstoffen, die in sein Inneres abgestoßen und schließlich mit dem Stuhl abgeführt werden (= Blutreinigung durch den Darm).

Aus diesem Grunde setzt sich der Stuhl aus zweierlei Bestandteilen zusammen:

1. aus den unverwertet gebliebenen Speiseresten (Zellulose usw.),
2. aus den von der Blutreinigung stammenden Abfällen des Zwischenzellstoffwechsels.

Der von einem gesunden Verdauungsapparat erzeugte Stuhl soll folgende Eigenschaften aufweisen:

Wurstförmig geformt, mit abgerundeten Enden, infolge eines Schleimüberzuges an der Oberfläche glatt. Mangels Gasbeimengung geht er im Wasser unter und weist nur geringen charakteristischen Geruch auf. Er darf weder auffallend übel, noch auch säuerlich riechen, was Darmfäulnis beziehungsweise Darmgärung anzeigt. Die Entleerung des Stuhles wird vom gesunden Darm auf säuberlichste Weise vollzogen, weshalb merkliche Beschmutzung des Afters bereits auf Schädigung des Darmtraktes schließen läßt. Der heute enorme Verbrauch von Klosettpapier ist daher auch kein Gradmesser erreichter Zivilisation, sondern vielmehr ein trauriges Zeichen für die fast allgemeine Verbreitung des chronischen Verdauungsschadens. Auch Tiere wie Hund, Katze, Pferd, Ziege, Hase, Reh usw., sofern sie gesund sind, verunreinigen sich durch den Vorgang der Darmentleerung nicht. Im gegenteiligen Falle erkennt der Tierarzt daraus eine Erkrankung des Darmes. Es ist daher nicht einzusehen, daß ausgerechnet der Mensch hierbei eine traurige Ausnahme bilden müßte.

Darmträgheit macht krank

Unter Darmträgheit verstand man bisher die Trägheit des Dickdarmes, die sich durch Stuhlverstopfung bemerkbar macht. Darmträgheit und Hartleibigkeit hielt man für ein und dasselbe.

Erst Dr. Mayr wies nach, wie sehr auch der Dünndarm (6—7 Meter lang!) unzureichend arbeiten kann. Da der Dünndarm die wesentlichsten Ernährungs- und Blutreinigungsaufgaben bewerkstelligt, wirkt sich seine Schädigung (zu träge oder auch zu schnelle Tätigkeit, „Dysfunktion", Entzündung usw.) viel folgenschwerer aus als Schädigung des Dickdarms allein.

Während aber die meisten Leiden, zum Beispiel der Sinnesorgane, der Nerven, des Herzens, bald an diesen Organen unmißverständlich, oft sogar alarmierend, sich zu erkennen geben, erweisen sich die Dünndarmschäden als heimtückische Prozesse. Der Betroffene spürt dabei nämlich am Darm, abgesehen von schweren Stadien, meist wenig oder nichts. Und bei Symptomen wie Völlegefühl, Blähungen, Stechen, Druckgefühl im Leib oder sogenannten Fernsymptomen, wie Kopfdruck, Atemnot, Herzklopfen, üblem Körpergeruch, Depressionen und anderem, wird fast nie an den schuldtragenden Dünndarm gedacht. Hinzu kommt, daß der Stuhl, selbst bei schwerem Dünndarmschaden, oft ganz regelmäßig, „pünktlich wie die Uhr", erfolgen kann. Häufiger zeigen sich Stuhlverstopfung, „Darmträgheit", aber auch breiige Stühle (krankhafte Zersetzungsprozesse!) oder Durchfälle.

Somit ist es ein verhängnisvoller, leider weitverbreiteter Irrtum, aus dem Stuhlbefund allein den Darmzustand zu beurteilen. Der Stuhlbefund ist noch lange kein Darmbefund! Durch die Regelmäßigkeit der Entleerungen getäuscht, suchen heute ungezählte Millionen vergeblich überall im Körper, aber nur nicht am schuldtragenden Darm, die Ursache ihrer Leiden. Daß ihre Stuhlentleerungen nicht die Merkmale des gesunden Stuhles aufweisen (s. S. 22), ist ihnen nicht bekannt, ebensowenig, daß die Dünndarmträgheit, als sogenannte funktionelle Störung, im Röntgenbild bis heute noch nicht nachweisbar ist. Erst MAYRS Diagnostik macht sie für den darin Geschulten erkennbar.

Als Auswirkung des chronischen Darmschadens kommt es zu:

1. Bildung von Zersetzungsgiften

Wie in einer warmen Speisekammer Butter ranzig wird, Obstsalat in Gärung übergeht, Fleisch, Wurst und Fisch verderben und giftig werden, so entstehen im trägen Darm Zersetzungsgifte, weil Weiterbeförderung und Vermischung des Nahrungsbreies mit verdauenden und verderbnisverhütenden Sekreten gestört sind.

Aus Zucker, Brot, Obst, Gemüse und Mehlspeisen bilden sich Gärprodukte, wie Alkohole, darunter auch giftige Fusel.

Aus eiweißreicher Nahrung, wie Fleisch, Fisch und Eiern bilden sich hochtoxische Fäulnisstoffe, wie Indikan, Putrescin, Neurin, Cadaverin (Leichengift), die so giftig sind, daß eine kleine Menge davon genügt, um, in Form einer Injektion verabreicht, ein Versuchstier zu töten.

Die genannten Gifte gehen nicht restlos mit dem Stuhl ab. Ein Teil davon tritt in das Blut über. Ist die Giftmenge groß oder ist das Entgiftungsorgan des Körpers, die Leber, selbst geschädigt, was zum Beispiel bei Darmträgheit, Alkoholismus (Alkoholleber) usw. der Fall ist, so durchbrechen die Gifte die Leberschranke und überfluten den Organismus.

Als merkbare Folgen können sogenannte **Fernsymptome** auftreten:

Beeinträchtigung des Allgemeinbefindens, Arbeitsunlust, Mißmut, Gereiztheit, Erregbarkeit, Nervosität, übler Körper- und Mundgeruch, Zungenbelag, Rücken- und Kreuzschmerzen, Schlafstörungen, Kopfschmerzen oder Kopfdruck, Herzbeschwerden, Atemnot, Gefäßkrämpfe (mit ständig kalten Händen und Füßen), Schwindelgefühl, morgens beim Aufstehen Erschöpfungszustand, starkes Schwitzen usw. Auch die sogenannte vegetative Dystonie, Migräne, Hochdruckkrankheit wie Neuralgien, Gelenkleiden usw. sind oft bloße toxische Fernsymptome, ausgehend vom Darm.

Die Quelle solcher Vergiftungserscheinungen ist vielen Menschen bekannt, da diese Beschwerden gerade im Falle einer gelegentlichen Stuhlverstopfung auftreten oder sich zu intensivieren pflegen. Beträchtlich Stuhlverstopfte leiden fast ständig darunter.

Die objektiven Folgen dieser „Autointoxikation" (Selbstvergiftung) bestehen in einer Schädigung a l l e r Körperzellen und Organe, wobei Sinnesorgane, Nerven, Gefäße und Hormondrüsen besonders empfindlich reagieren.

2. Entstehung der Dysbakterie (unphysiologischen Bakterienbesiedlung)

Die normale Bakterienbesiedlung des Menschen stellt einen wichtigen Verbündeten bei bestimmten Stoffwechselvorgängen und der Bekämpfung von Krankheitserregern dar. Dichte Bakterienrasen bevölkern die Oberfläche unserer Schleimhäute inner- und außerhalb des Darms. Normale Darmbakterien können unter anderem Krankheitskeime und Schmarotzer vernichten, die Grundgesundheit stärken und nützliche Stoffe, wie Vitamine, erzeugen.

Bei einem hohen Prozentsatz der mitteleuropäischen Bevölkerung ist diese Bakterienbesiedlung gestört. Hier wuchern Degenerations- und Schmarotzerformen, zersetzen den Darminhalt und bilden Gifte. Wenn nicht keimtötende antibiotische Medikamente oder andere Fremdstoffe die Bakterienflora geschädigt haben, kommen Florastörung und Ausbreitung krankhafter Mikroben im Darm auf dem Boden der Darmschädigung zustande, gerade so wie Ansiedlung und Vermehrung von Kröten gerade dort zustande kommt, wo der Boden (das Terrain) bereits versumpft ist.

3. Erkrankungen im Bereich des Verdauungsapparates

Darmträgheit kann als mögliche Folgeerscheinung schließlich zu Magenentzündung und Magensenkung, Magen- und Darmgeschwüren oder verschiedenen Dünn- und Dickdarmerkrankungen mit Leibschmerzen, Blähungen, Durchfällen oder Verstopfung oder zu Leber-, Gallen- und Bauchspeicheldrüsenleiden, zu Hämorrhoiden oder in schweren Fällen schließlich sogar zu Darmkrebs führen. Auch die Entstehung des Krebses in anderen Organen dürfte in der Darmträgheit als wichtigster Vergiftungsquelle des gesamten Organismus eine Hauptursache haben. (Daher auch Entschlackung aus Vorbeugungsgründen!)

4. Verschlackung des Körpers

Erfüllt der Darm seine Aufgabe, das Blut zu reinigen, nur ungenügend, führt dies zu einem Rückstau von Stoffwechselabfällen im Körper, was auch eine Art von „Selbstvergiftung“ verursacht. Um diese Giftstoffe auszuschalten und um die lebenswichtigen Organe davor zu schützen, werden die rückgestauten Schlacken rasch in relativ weniger wichtigen Geweben, wie im Fett- und Bindegewebe, in Sehnen, Kapseln, Muskeln abgelagert. Aber auch dort, gar wenn sich die Ablagerungen fortlaufend mehren, entwickeln sich im Laufe der Zeit chronische Krankheitsherde. Bei fortschreitender Verschlackung wird schließlich jedes Organ in Mitleidenschaft gezogen.

Giftstoff- und Schlackenablagerungen ergeben:

im Fett- u. Muskelgewebe:	Fettgewebs- und Muskelrheumatismus (Gelosen)
an den Wirbelkörpern:	Spondylose
in den Gelenken:	Arthrosen, Arthropathien
in inneren Organen:	Organdegeneration (zum Beispiel des Herzens, der Leber, der Nieren usw.)
in den Arterien:	Arterienverkalkung, besonders in kleinen Gefäßen (Vorstufen der Angina pectoris, Herzinfarkt)
in Galle oder Nieren:	Gallen- oder Nierensand beziehungsweise -steine
in der Haut:	Akne, Ausschläge, unreiner Teint „Alters"-Pigmentflecke usw.

5. Verschlechterung der Ernährung aller Körperzellen

Schlecht ernährte Zellen und Organe weisen verminderte Leistungs- und Widerstandskraft auf: Die Skelettmuskulatur ermüdet früher und leistet weniger, die Herzmuskulatur disponiert zu Herzerkrankungen, schlecht ernährte Hirnzellen haben Vergeßlichkeit zur Folge, schlecht ernährte Hodenzellen bewirken vorzeitiges Altern usw. (ebenfalls Fernsymptome).

6. Auswirkungen auf den gesamten Menschen im Hinblick auf die höheren Seelenkräfte

Weil sich die Selbstvergiftung auf den ganzen Körper erstreckt, bleiben auch jene Teile des Nervensystems, welche als organische Grundlage die Vorgänge des höheren Seelenlebens dem physischen Körper übermitteln, nicht unbeeinflußt. Werden diese nervlich-vegetativen „Vermittlungsorgane" durch Gifte geschädigt, dann können höhere seelische Regungen und Empfindungen nur erschwert zu den Hirnzentren gelangen, die das physische Bewußtsein steuern. Als Folge können zutage treten: Ignorieren bisheriger höherer Bestrebungen und Ideale, seelische Verflachung in allen Lebensbereichen, seelische Lieblosigkeit, verstärkter Egoismus, Materialismus und Rücksichtslosigkeit. (Entgiften des Körpers allein kann aus einem „bösen" Menschen noch keinen „guten" machen; kann ihn aber den Einwirkungen seiner höheren Regungen wesentlich empfänglicher werden lassen, was entsprechend deutliche positive Auswirkungen auf seine Gesamtpersönlichkeit zur Folge hat. Daher wird auch das Fasten bei allen Weltreligionen seit Urzeitgedenken gepflegt [s. S. 41!].)

Zwangsläufig bestehen auch Zusammenhänge zwischen Darmträgheit und Leistungsstörungen des Gehirns als Sitz des Vorstellungsvermögens (Phantasie) und des Gedächtnisses, ferner zwischen Darmträgheit und Gemütsstörungen, Depressions- und Gereiztheitszuständen, weil diese Vorgänge von den körperlichen Umsetzungen tiefgehend beeinflußt werden. Nachlassen intellektueller Fähigkeiten, zunehmende Vergeßlichkeit, Trübsinn usw. sollten somit nicht immer auf Alltagssorgen oder gar die erreichten Jahre zurückgeführt werden, sondern auf Stoffwechselvergiftung des Gehirns.

Fall 1: *Geschäftsfrau, 58, fettleibig, also falsch ernährt, angeblich verdauungsgesund, unfreundlich, mißmutig, gereizt, deprimiert, schwarzseherisch, „mein Leben ist sinn- und freudlos", vermochte ihren beruflichen Verpflichtungen nicht mehr zu entsprechen. Sie sah sich gezwungen, ihr heruntergekommenes Geschäft zu verkaufen. Knapp vor dem Empfang der letzten Teilzahlung, nach welcher das Geschäft übergeben werden sollte, unterzog sie sich einer Darmreinigungskur nach Dr. F. X.* Mayr. *Dabei gesundete sie derart, daß sie nun mit neuer Energie, Lebenskraft und Lebensfreude erfüllt, den Verkauf rückgängig machte und ihr Unternehmen in kurzer Zeit auf volle Höhe brachte. Die wieder zuversichtlich, freundlich und fröhlich gewordene Frau wirkte jetzt in ihren Handlungen jugendlicher und aktiver als vor 10 Jahren!*

Darmträgheit macht häßlich

1. Die Körperhaltung

Dr. Mayr hat im Verlaufe seiner Untersuchungen über die untrüglichen Zeichen der Gesundheit nicht weniger als 6 Typen fehlerhafter Haltung festgestellt, die er nach ihren charakteristischen Merkmalen benannte (s. Abb. 2b—g). Sie alle sind keine bloßen Schönheitsfehler, die auf Nachlässigkeit oder die Jahre zurückzuführen sind, sondern stellen immer Notmaßnahmen der Natur dar. Wenn nicht andere Gebrechen oder Veränderungen vorliegen, wie zum Beispiel bestimmte Tumoren, Verletzungen, Schwangerschaft usw., wird die abnorme Haltung immer nur zum Schutze geschädigter Verdauungsorgane eingenommen.

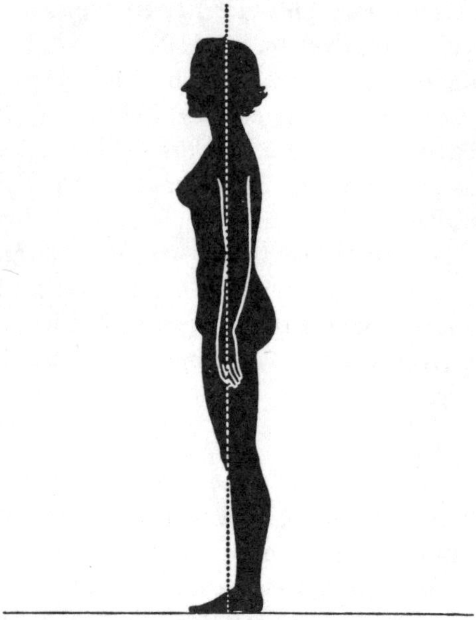

Abb. 2a
Normalhaltung

Zur Kontrolle seiner eigenen Haltung muß man sich, völlig ungezwungen dastehend, seitlich vor einen Spiegel stellen. Jede Abweichung von der Normalhaltung weist auf tiefere Ursachen hin.

Als krankhaftes Beispiel sei die bei Frauen besonders häufige Entenhaltung herausgegriffen (s. Abb. 2d). Der Oberkörper wird hier in den Hüften vorgeneigt und nach oben zurückgebogen, um dem nach rückwärts verlagerten Gesäß die Waage zu halten. Das Gesäß wackelt nicht selten wie bei einer dahinwatschelnden Ente bei jedem Schritt mit.

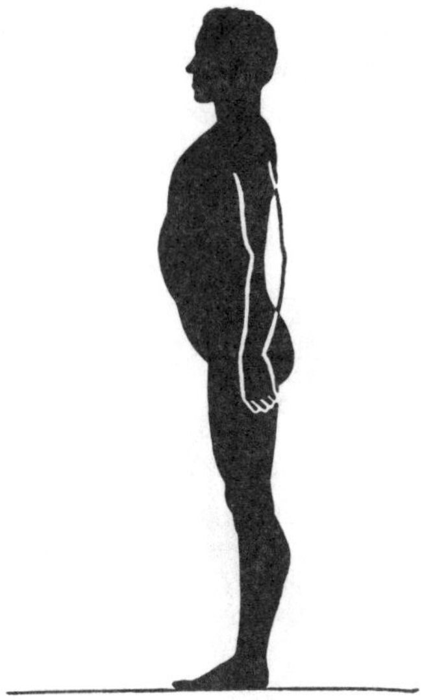

Abb. 2b
Habtachthaltung

Hier benötigt der durch chronischen Verdauungsschaden (besond. Oberbauch!) stärker gefüllte Magen-Darm-Trakt mehr Platz für sich. Daher erfolgt bei muskelkräftigen Menschen besonders Streckung der Brustwirbelsäule, verstärkte Brustkorbwölbung, Hochstellung des Zwerchfelles, Rückwärtsneigung des Unterleibes mit Tieferstellung des Beckenbodens

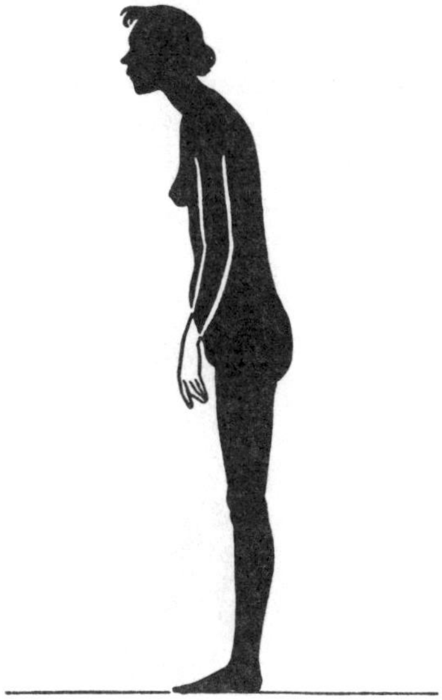

Abb. 2c
Anlaufhaltung

Der durch chronische Erschlaffung der Därme vermehrte Bauchhöhleninhalt verursacht hier Vergrößerung des Bauchraumes, die bei muskelschwächeren Menschen mit straffen Bauchdecken besonders durch obige Streckung der Wirbelsäule und Vorneigung des Oberkörpers vorgenommen wird. Das Extrem dieser Haltung zeigt sich im Zusammenkrümmen des Körpers bei starken Bauchschmerzen („Bauchwehhaltung")

Die Entenhaltung, die oft genug eine Zielscheibe des Spottes bildet, ist durch chronischen Verdauungsschaden (Darmträgheit) verursacht. Während der gesunde Dünndarm auf seinem ihm von der Natur angewiesenen Platz im Bauchraum keinem anderen

Organ im Wege liegt, belasten hier erschlaffte, mit Inhalt überfüllte Darmschlingen ihre Nachbarorgane, wie Eierstöcke, Gebärmutter, Scheide, Blase und deren Blutgefäße dermaßen, daß der Körper diese empfindlichen Organe schützen und die beschriebene „Ausweichhaltung“ einnehmen muß.

Aus jeder der auf Abb. 2b—g dargestellten Haltungsformen kann man bereits auf die Störungen beziehungsweise Krankheiten, an denen der betreffende Mensch leidet, beziehungsweise zu denen er stark disponiert ist, rückschließen. Bei der „Entenhaltung“ zum Beispiel sind es:

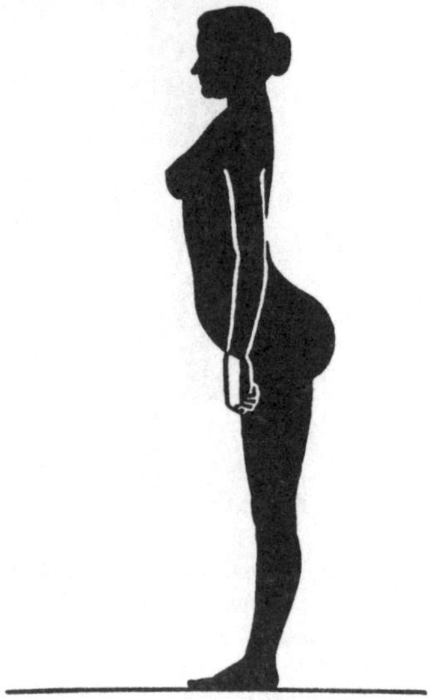

Abb. 2d
Entenhaltung

Hier wurde durch Verdauungsschäden noch stärkere Vergrößerung des Bauchraumes nötig. Daher besonders vermehrte Rückverlagerung des Beckens (Herausstellung des Gesäßes), Durchstreckung der Wirbelsäule, Erweiterung und Höherstellung des Brustkorbes (siehe Verkürzung des Halses!)

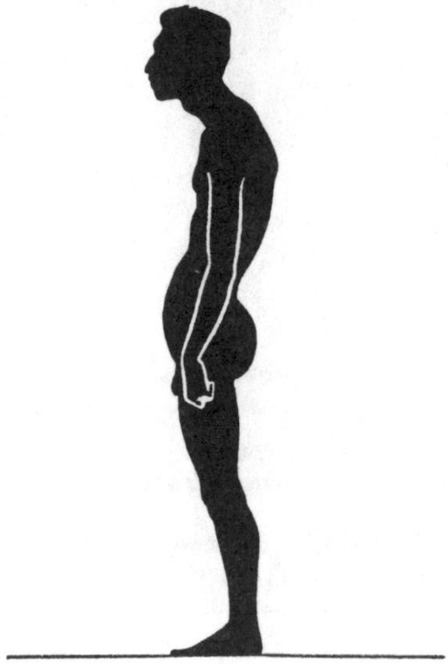

Abb. 2e
Lässige Haltung

Bei muskelschwachen darmgeschädigten Menschen mit vermehrter Darmfüllung wird die Verlagerung der Schwerlinie besonders durch obige Verbiegung der Wirbelsäule (Rundrücken) kompensiert

Verdauungsbeschwerden, wie Verstopfungsneigung, Aufstoßen, Sodbrennen, Blähungen (Folgen der Darmträgheit)
Gallenleiden (Folge der Darmträgheit)
Hämorrhoiden (Folge der Darmträgheit)
Muskelrheumatismus (Verschlackungszeichen)

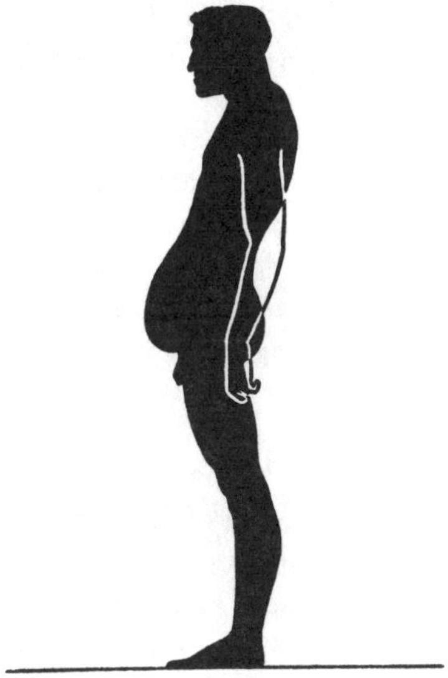

Abb. 2f
Sämannhaltung

Hochgradige chronische Darmerschlaffung und Kotfüllung ergibt hier den sackförmigen Kotbauch. wobei der Träger die Haltung des mit gefülltem Saattuch einhergehenden Sämannes einnimmt. Die Vorderbelastung durch den Kotbauch erzwingt die entsprechende Zurückneigung des Oberkörpers

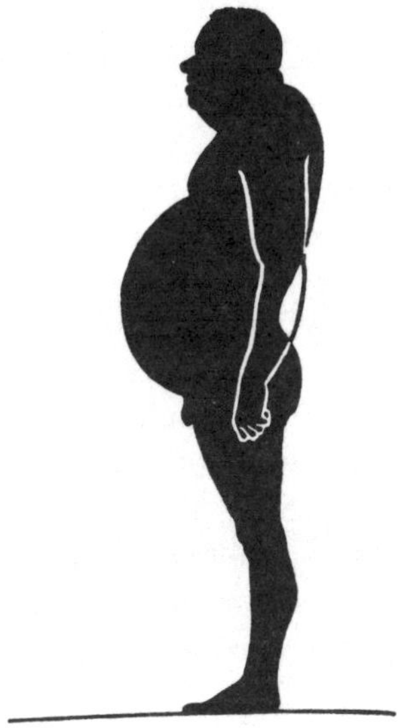

Abb. 2g
Großtrommelträgerhaltung

erinnert an den eine große Trommel vor sich tragenden Soldaten. Enorme Vermehrung des Bauchhöhleninhaltes bedingt hier den großen Gasbauch beziehungsweise Gaskotbauch. Enorme Weit- und Hochstellung des Brustkorbes (Hals verschwindet, Kopf steckt zwischen den Schultern, siehe auch Abb. 3c), kompensatorische Buckelbildung der Brustwirbelsäule und Einknickung der Lendenwirbelsäule sind Auswirkungen der schweren Erkrankung des Verdauungsapparates

Kreuzschmerzen (durch Überbiegung der Wirbelsäule)
Periodenstörungen beziehungsweise Schmerzen, Unregelmäßigkeit, klimakterische Beschwerden, und

Scheidensenkung, Neigung zu Blasenkatarrh und unfreiwilligem Harnabgang (durch Dauerdruck des Darmes auf die Beckenorgane) und andere Beschwerden mehr.

Fall 2: *Hausfrau, 52, Entenhaltung seit Jugend. Elterliche Ermahnungen und eigene Versuche, sich besser zu halten, wie langjährige Haltungsgymnastik erfolglos. Seit 8 Jahren bereits die meisten der oben angeführten charakteristischen Beschwerden der „Entendame". Patientin erhielt bereits: Injektionskuren, verschiedenste Pulver, Pillen, Tabletten, Tropfen, Zäpfchen, Tees, Bestrahlungen, Einreibungen, Packungen, Dampfbäder und zwei Kurortaufenthalte. Erst nach Behandlung der Dünndarmträgheit nach Dr.* MAYR *Rückbildung sämtlicher Beschwerden und Normalisierung der Haltung. Die bisherige Kleidung konnte nun nicht mehr getragen werden, da sie nicht mehr paßte. Anwendung von Medikamenten erübrigt sich seither gänzlich.*

Fall 3: *Gemüsefrau, 59, Entenhaltung, nach ihrer Angabe verdauungsgesund. Zweimal wegen unfreiwilligen Harnabgangs operiert, ohne Dauererfolg. Ein Hustenstoß oder eine falsche Bewegung genügte, zumal beim langen Stehen am Markte, besonders im Winter, um den Urin an den Beinen herabrinnen zu lassen. Der Uringeruch war zeitweilig so intensiv, daß es Kunden und Bekannten auffiel. Die Untersuchung crgab hochgradig erschlafften Dünndarm, der mechanisch auf die Harnblase drückte. Nach 8wöchiger Behandlung war das Darmpaket sichtbar nach oben gerückt, der Bauch klein und die Körperhaltung überzeugend gebessert. Ein gleichzeitig bestehendes Hochdruckleiden war ebenso wie der Harnverlust gänzlich verschwunden; Patientin ist seither (6 Jahre) — bei jährlicher Kurwiederholung — trocken geblieben.*

Wie aus Abb. 2b—g ersichtlich, geht in allen Fällen die Erschlaffung des Darmes mit Vermehrung des Bauchhöhleninhaltes einher, was wieder Haltungsänderungen durch balancebedingte Verkrümmungen der Wirbelsäule zur Aufrechterhaltung der Statik bewirkt. So muß der Mensch mit sogenanntem Gaskotbauch, wenn er nicht nach vorne fallen will, eine Großtrommelträgerhal-

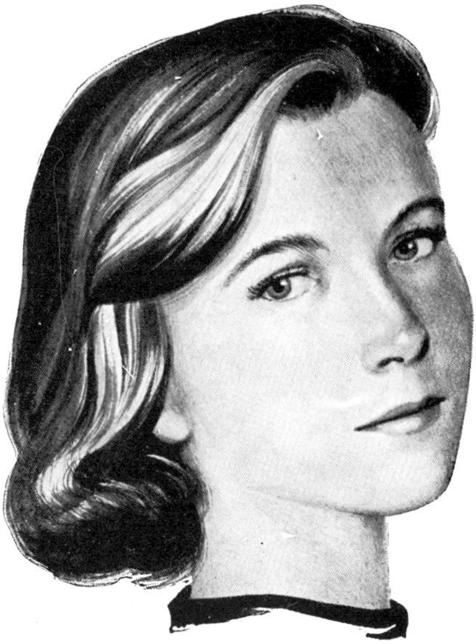

Abb. 3a
Normalstadium
(siehe S. 36!)

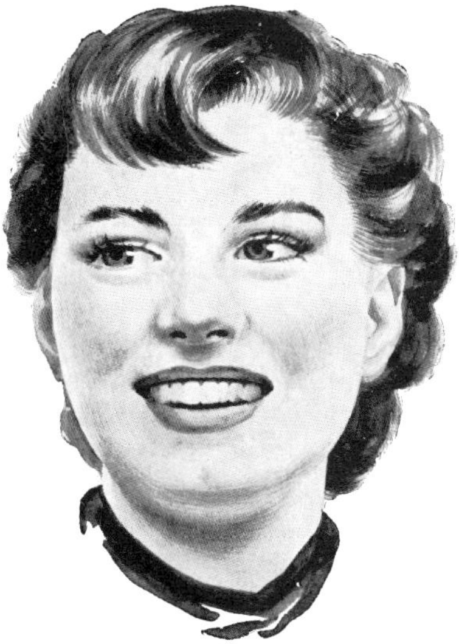

Abb. 3b
Quellungsstadium
(siehe S. 36!)

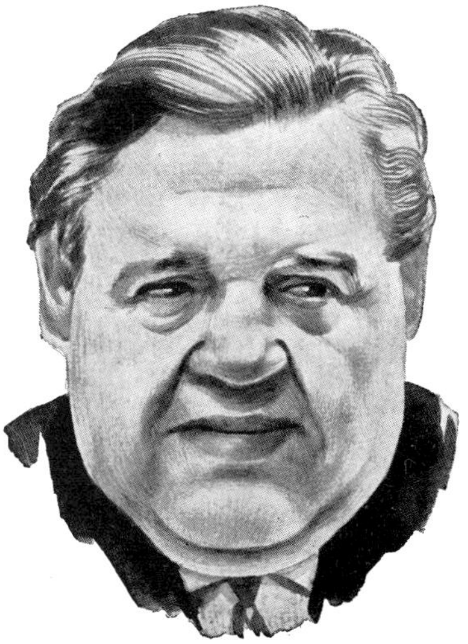

Abb. 3c
Erschlaffungsstadium
(siehe S. 36!)

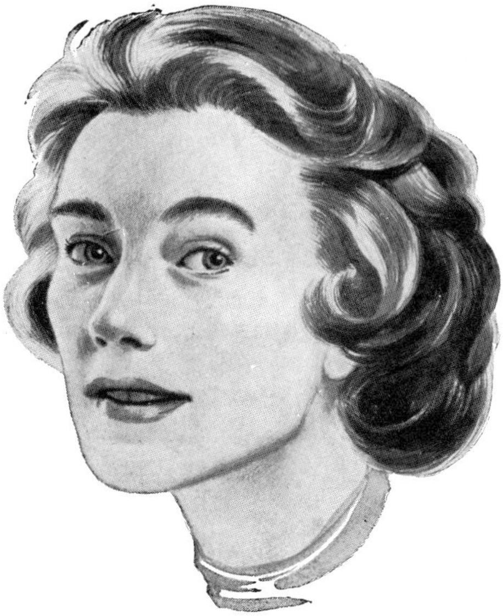

Abb. 3d
Stadium des Hautschwundes
1. Grad
(siehe S. 36)

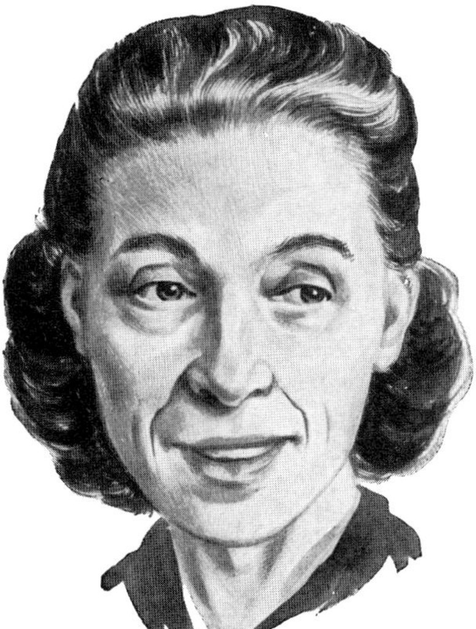

Abb. 3e
Stadium des Hautschwundes
2. Grad
(siehe S. 36!)

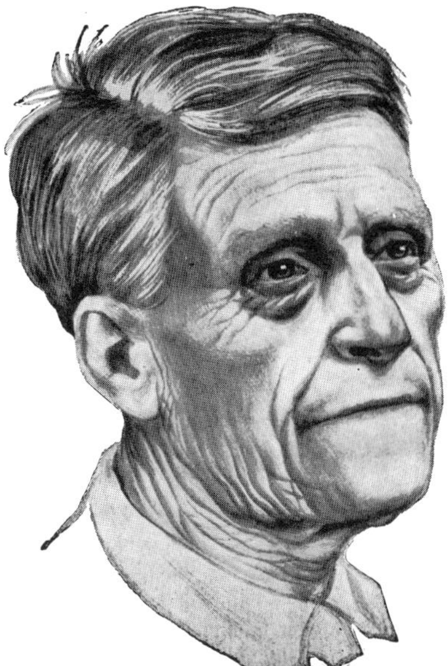

Abb. 3f
Stadium des Hautschwundes
3. Grad
(siehe S. 37!)

tung (Abb. 2g) mit Überbiegung der Lendenwirbelsäule einnehmen. Letztere aber ruft gemeinsam mit gewichtsmäßiger Überbelastung der Zwischenwirbelscheiben, besonders des 4. und 5. Lendenwirbels, häufig schmerzhafte Nervenwurzelstörungen, Segmentausfall, Kreuzschmerz, alle möglichen Ischiasformen und Lumbalgien hervor.

Das bei solchen Fällen heute meist angewandte Heilverfahren zur Einrichtung fehlgestellter oder aus ihrer Lage geglittener Wirbel heißt Chiropraktik. Die Erfahrungen der Chiropraktiker haben nun ergeben, daß sich ihre Erfolge wesentlich verbessern lassen, ja daß oft nur dann Dauerheilung erreichbar wird, wenn gemeinsam mit der Behandlungsmethode Dr. MAYRS, die an der Ursache der Fehlhaltung angreift, vorgegangen wird. Auch reichhaltige eigene Erfahrung bestätigt, daß die sinngemäße Kombination beider natürlicher Heilverfahren ganz hervorragende Erfolge ergibt (siehe auch „charakteristische Fälle“ S. 57).

2. Die Haut*)

Die schöne Haut — nur der gesunde Mensch weist sie auf — ist rosig, samtartig glatt, dicht und prall elastisch. Sie schmiegt sich festhaftend an und überzieht den Körper wie ein idealsitzendes, faltenloses Trikot. Sie gibt das Relief ihrer Unterlage in gemildert abgerundeter Form wieder und schafft so die schönen weichen Linien, die wir am gesunden Körper bewundern.

Gifte verschiedenster Art, zum Beispiel Sucht-, Übermüdungs- und Infektionsgifte, gewisse Medikamente usw., verändern bei chronischer Einwirkung die Haut, eigentümliche Spuren hinterlassend. An erster Stelle unter diesen Hautschädigern stehen die Darmgifte. Sie wirken sich auf Haut, Schleimhäute, Haare und Nägel so deutlich aus, daß man aus der Intensität dieser Veränderungen das Ausmaß der Selbstvergiftung beurteilen kann:

Im ersten Vergiftungsstadium, dem **Quellungsstadium,** tritt solches Nachlassen der Spannkraft des Faser- und

*) Näheres darüber in der Ergänzungsschrift „Die Blut- und Säftereinigung“, wo die Merkmale minderwertigen Blut- und Säftezustandes an der Gesichtshaut beschrieben und durch Farbabbildungen erkennbar gemacht sind.

Balkenwerkes der Haut auf, daß das ursprünglich feste Gefüge lockerer, weicher und wie „gequollen" wird. So entsteht aus dem gesunden, ovalen Gesicht (s. Abb. 3a) mit der apfelharten, nicht abhebbaren Backe im Bereiche des Jochbogens das Vollmondgesicht (Abb. 3b), das zwar als gesund, ja übergesund e r s c h e i n t, aber in Wirklichkeit bereits ein Schädigungszeichen darstellt. Dementsprechend sind dabei auch die Wangen tiefer gerückt und so weich und schlottrig, daß sie bei jeder Erschütterung des Körpers erzittern, als ob sie aus Sulze wären. Entsprechende Veränderungen zeigen sich am ganzen Körper*). So büßen die gesunden, schöngeformten, reliefbetonten Arme und Beine ihre wohlproportionierte Ausgestaltung ein, und das herrliche Relief des gesunden Rumpfes verschwimmt zur ungestalteten Oberfläche.

Im z w e i t e n V e r g i f t u n g s s t a d i u m, dem **Erschlaffungsstadium,** ist die Spannkraft der Haut noch mehr herabgesetzt. Die Wangen sinken deutlich unter ihrem eigenen Gewicht herab. Es bilden sich Nasenwinkel- und Mundwinkelfalten, Lachfalten, Doppelkinn und Ringe am Hals (Abb. 3c); Hängebrüste, Hängebauch, hängende Gesäßbacken; Ringe um die Oberschenkel treten auf, und der Unterleib verbreitert sich zur relieflosen schwappenden Masse.

Im d r i t t e n V e r g i f t u n g s s t a d i u m, dem Stadium des **Hautschwundes** (Atrophie), sind wesentliche Hautbestandteile verkümmert.

Die Haut ist dünner, körperloser und so schmiegsam, daß sie sich in die Gruben ihrer Unterlage einsenkt, wodurch dann Muskeln und Knochen, besonders Nase, Kinn, Backenknochen, deutlicher hervortreten und die Körperlinien eckiger werden. Auch die Augen liegen tiefer in den Höhlen (Hohläugigkeit).

Im leichtesten Grad zeigt sich noch ein faltenloses Gesicht wie auf Abb. 3d, die substanzlose dünne Haut läßt sich hier mühelos weit abziehen.

Im zweiten Grad des Hautschwundes ist die Haut noch dünner, scharfe Falten zerfurchen das Gesicht (Abb. 3e).

---

*) s. MAYR, F. X.: Schönheit und Verdauung.

Im dritten Grad des Hautschwundes zeigt sich eine nur mehr papierdünne Haut, stellenweise von zerknittertem Aussehen (Abb. 3f).

Diese Erscheinungen lassen das Ausmaß der Schädigung des Organismus durch Gifte diagnostizieren und jede günstige oder ungünstige Veränderung genau feststellen. An der weiblichen Brust, wo sich auch Zunahme oder Abnahme der Hautspannung durch Heben oder Erschlaffen der Brüste zeigt, kann durch Messen des Abstandes der Brustwarzen vom oberen Brustbeinrand jede Verbesserung oder Verschlechterung genau festgestellt werden.

Der Zusammenhang zwischen Darmgiften und Hautveränderungen, wie Falten, Hängewangen, Doppelkinn, Hängebrust und Hängebauch, ist erwiesen. Entgiftung und Verbesserung der Darmfunktion erbringt entsprechende Rückbildung beziehungsweise Schwinden dieser als Schönheitsfehler bekannten Schädigungszeichen, wenn sie nicht schon irreparable Ausmaße angenommen haben. Auch für viele Erkrankungen der Haut, wie Akne, Furunkel, Nesselausschläge, Ekzeme, unreinen Teint, oder für bestimmte Schäden an Nägeln und Haaren (Struppigkeit, Brüchigkeit, schmutziger Farbton) gilt das gleiche. Somit ist, da die Darmschädigung die häufigste Ursache der Verunreinigung des Blutes darstellt, die Gesundung des Darmes unsere natürlichste und beste Kosmetik!

Abgesehen von krisenhaften Reaktionen entwickeln sich im Verlaufe der Darmbehandlung nach Dr. Mayr die günstigen Veränderungen im Äußeren allmählich fortschreitend und zeigen sich oft erst einige Monate nach Kurabschluß am deutlichsten. So tritt die Auswirkung einer Sommerkur oft erst als „Weihnachtsgeschenk" voll zu Tage. Der Unterschied zwischen photographischen Aufnahmen von der Zeit vor Kurbeginn, nach Kurabschluß und entsprechend später, ist oft unglaublich und verblüffend*).

Der Zusammenhang zwischen dem Aussehen des Menschen und seiner Gesundheit ist unbestreitbar:
Gesünder werden bedeutet immer schöner werden!

---

*) Siehe Photoserien in „Diagnostik nach F. X. Mayr".

Darmträgheit macht alt

Die statistisch erhobene durchschnittliche Lebenserwartung des Menschen betrug:

Tabelle 1

Bei den Römern	30 J.
Mitte des XVII. Jh.	35 J.
Im XVIII. Jh.	36 J.
Anfang des XIX. Jh.	40 J.
Ende des XIX. Jh.	45 J.
1911	46,6 J.
1920	55 J.
1944 bereits	64 J.
und 1954 schon	68,2 J.

Diese Entwicklung läßt sich auf Verbesserung der hygienischen Verhältnisse (erfolgreiche Seuchen- und Infektionskrankheitenbekämpfung) und auf Rückgang der Kindersterblichkeit zurückführen. Eine in den letzten Jahrzehnten ausschlaggebende Rolle spielt daneben die Veränderung der Ernährungsweise, mitbedingt durch die Erfahrungen beider Weltkriege. Der Mensch unserer Zeit ißt im allgemeinen schon wesentlich weniger und qualitativ vernünftiger als früher. Was nach Großmutters Kochbuch für 3 Personen bestimmt war, macht heute 5—6 Personen satt.

Richtiger zusammengesetzte und bescheidenere Nahrung hat dazu beigetragen, das Leben zu verlängern. Aber die Erfüllung des Wunsches, einen frohen Lebensabend unbeschwert von quälenden Altersgebrechen genießen zu können, hängt wesentlich davon ab, ob es gelingt, die Arterienverkalkung einzudämmen. Dieses Leiden stellt nämlich durch seine Auswirkungen — wie Hochdruck, Gehirnschlag, Herzinfarkt, körperlich-seelische Vergreisung usw. — eine besonders häufige Leidens-, Krankheits- und Todesursache dar.

Wer dem vorbeugen will, muß wissen, daß die Ablagerung von Cholesterin und Kalk in den Arterien schon in der Jugend beginnen kann. Die Leichenschau an 300 im Korea-Krieg gefallenen amerikanischen Soldaten im Durchschnittsalter von 22 (!) Jahren ergab nämlich, daß nicht weniger als 77 Prozent von ihnen bereits sichtbare Verkalkung der Herzkranzgefäße aufwiesen!

Die Arterienverkalkung ist aber keineswegs unbeeinflußbar. Ihre Entwicklung wird durch fett-, cholesterin- und zucker(!)reiche Kost beschleunigt. Während zum Beispiel jene genügsamen Bevölkerungsschichten Chinas, für die der Reis das Hauptnahrungsmittel darstellt, meist nichts von Verkalkung verspüren, gehen die fett- und fleischreich ernährten Eskimos schon im Durchschnittsalter von 40 Jahren (!) daran zugrunde. Bei den jemenitischen Juden, die völlig zuckerfrei ernährt werden, lassen sich keine Formen der Arteriosklerose nachweisen. Wandern sie jedoch nach Israel aus, bekommen jene von ihnen Verkalkung, welche Zuckerkonsum aufgenommen haben, während die anderen, welche die jemenitische Ernährungsweise beibehalten haben, davon verschont bleiben[1]).

Des weiteren wird der Verkalkungsprozeß durch die Darmträgheit als Hauptursache der Verschlackung gefördert (s. S. 23). Säuberung und Wiedergesundung des Verdauungsapparates kann den erhöhten Zucker- und Cholesterinspiegel (-gehalt) des Blutes senken, was der Verkalkung entgegenwirkt. Der Rat Dr. MAYRS, jeder Mensch möge, ohne Rücksicht auf sein Lebensalter, seinen Körper von Zeit zu Zeit entschlacken, erweist sich auch in diesem Falle berechtigt und für den einzelnen, wie für die Volksgesundheit von größter Bedeutung.

Auch die Hormondrüsen (Hirnanhang, Schilddrüsen, Geschlechtsdrüsen, Nebennieren usw.) bestimmen weitgehend den jugendlichen oder senilen Gesamtzustand der Menschen; ihre Leistungsfähigkeit wird durch ihre gute oder schlechte Ernährung sowie durch den Grad ihrer Vergiftung beeinflußt. Jede richtige Säuberung eines verschlackten Körpers wirkt sich auf die Funktion dieser Drüsen günstig aus, was eine sicht- und fühlbare Verjüngung zur Folge hat.

Wenn Professor Dr. KOLLATH feststellt:

„Nicht die Jahre, sondern die Lebens- und Ernährungsweise bestimmen das Alter, das

---

[1]) MALTEN, H.: Lebensweise für Herzkranke. Weil der Stadt 1969. Walter Hädecke Verlag.

Geburtsdatum ist unverbindlich!“, so fügt Dr. Mayr ergänzend hinzu:

„Die Gifte im Darm sind es nachweisbar, die den Menschen krank, vorzeitig alt und häßlich machen!“

Das Volk hingegen sagt kurz und treffend:

„Der Tod sitzt im Darm.“

II. TEIL

Gesundung nach Dr. F. X. MAYR

Gesundheitsvorsorge

Die Medizin der Zukunft wird in erster Linie Vorsorgemedizin sein: Vorsorgemedizin, die sich nicht darauf beschränkt durch labormäßiges „Durchchecken“ des Menschen bereits vorhandene Erkrankungen frühzeitig zu entdecken. Es wird viel mehr aktive Vorsorgemedizin sein, die den sogenannten Noch-Gesunden berät und erzieht, aktiv Förderliches für die Erhaltung und Verbesserung seines Zustandes zu unternehmen. Dazu eignen sich vor allem gesundheitsbewußte Neuorientierung der Lebens- und Ernährungsweise, wie naturgemäße psycho-physische Ertüchtigungs- und Heilmaßnahmen. Wer einmal eine Fasten- oder Darmreinigungskur richtig durchgeführt hat, der weiß aus eigenem Erleben, wie grundlegend wohltuend sich dies auf Leib und Seele auswirkt; der weiß, was Darm-, Blut-, Säfte- und Gewebereinigung bedeuten; und der weiß, wie not-wendig und wertvoll, auch als Vorbeugung, innere Entgiftung und Entschlackung für den modernen Menschen ist.

Heute ist es zwar dem Wohlstandsbürger selbstverständlich, für sein geliebtes Fahrzeug alle -zigtausend Kilometer vorsorglich einen Service durchführen zu lassen. Er spart dafür weder Geld, Zeit noch Mühe. Aber er weiß fast nichts davon, daß er auch für sich selbst, für die Erhaltung seiner eigenen Gesundheit, aktiv Wesentliches beitragen könnte und sollte! Die allgemeine Einstellung zur Gesundheit ist heute noch immer aufgrund falscher oder mangelnder Information vorwiegend erschreckend passiv. In nahezu kindlicher Naivität wird relative Beschwerdefreiheit als Selbstverständlichkeit aufgefaßt. Ein Verantwortungsgefühl für den eigenen Gesundheitszustand pflegt oft erst zu erwachen, wenn sich quälende Krankheitssymptome peinsam bemerkbar machen. Die Sozialversicherungen haben die aktive Gesundheitsvorsorge noch nicht in ihr Erziehungs- und Leistungsprogramm aufgenommen, obzwar die aktive Vorsorge die einzige reelle Möglichkeit darstellt, die Kostenexplosion im sogenannten Gesundheitswesen einzudämmen! — Es ist eine uralte, heute mehr denn je gültige Weisheit:

Vorbeugen ist viel besser — und viel billiger — als heilen!

Aber für den in aktiver Vorsorge und Gesundheitspflege weitgehend unaufgeklärten Wohlstandsbürger mit seinem tausenderlei Weh und Ach gilt nach wie vor das kümmerliche Wort:

Deine Gesundheit — das unbekannte Wesen!

Für diese Unbekanntheit gibt es zahlreiche Ursachen. Eine liegt darin, daß die Gesundheitslehre F. X. Mayrs noch weitgehend unbekannt ist. Zu Recht hat schon Paracelsus gefordert, man solle die Kranken an ihren äußeren Krankheitsmerkmalen, den „Signaturen" erkennen, wie die Narren an ihren Schellen. F. X. Mayr hat die von außen her zu sehenden Signaturen zahlreicher innerer Schäden mit seiner Diagnostik beschrieben und hat gelehrt, sie schon in ihrem Anfangsstadium zu erkennen und zu behandeln. Wer einmal mit dem durch die Mayr-Diagnostik geschärften Auge zu schauen gelernt hat, wird den sogenannten Gesunden, die in vieler Hinsicht nur mehr Halbkranke im Krankheits-Vorfeld sind, auf Schritt und Tritt begegnen: Den Großtrommelträgern, Sämännern, Entendamen, dürren Atrophikern, ihre Hosennähte sprengenden Gas-Kotbauchbesitzern sowie vielen anderen, vor allem von Ernährungs- und Verdauungsschäden Gezeichneten.

Man gehe nur einmal sehend (!) an einen Badestrand und betrachte kritisch die Figuren, Bauchformen und Hautstadien der Badegäste und wird zumindest an jedem Zweiten charakteristische Merkmale für Ernährungs-Verdauungsschäden erkennen! Aber die Allerwenigsten wissen davon, viele verhalten sich, als hätten sie die Gesundheit gepachtet, treiben Raubbau mit ihren körperlichen, nervlichen und seelischen Reserven, schädigen sich durch zuviel an Essen, Alkoholtrinken, Rauchen, Kaffeetrinken, Naschen, Einnehmen von Medikamenten und Suchtmitteln usw. bis zum „ES IST SCHON SPÄTER ALS DU DENKST"!

Man betrachte auch die Bauchformen der Patienten, die zumeist auf Kosten von Staat und Sozialversicherungen auf Kuren geschickt werden, und wird ebenfalls feststellen, daß es sich in der Mehrzahl um primär Ernährungs-Verdauungs-Geschädigte handelt!

Aber mangels einer Kenntnis der Mayr-Diagnostik werden diese Patienten meist noch mit staunenswert üppiger Kost gemästet; und viele konsumieren — da Baden und Langeweile hungrig und durstig machen — noch zusätzliche Portionen Süßigkeiten, Kaffee, Alkohol usw. Dadurch wird die Entgiftung und Ausscheidung der durch die Kur in Bewegung gesetzten Stoffwechselschlacken beeinträchtigt und dadurch wird *das häufigste Grundleiden des Zivilisations- und Wohlstandsbürgers, sein Ernährungs-Verdauungs-Stoffwechselschaden*, weiterhin verschlechtert. Der Patient wird oft schon in Bälde neue Kuren oder kostspielige Medikamente in Anspruch nehmen.

Die Diagnostik nach Mayr weist objektiv nach, daß für den heutigen Zivilisationsmenschen ein möglichst frühzeitiger „Gesundheits-Service" im Sinne von Fasten-, Darmreinigungs- und Entgiftungskuren unbedingt zweckmäßig und notwendig ist. Und weiters, daß ein wesentlicher Teil aller Vorfeldschäden und aller nicht zu weit entwickelten Krankheitsprozesse durch solche Maßnahmen zur Rückbildung gebracht wird. Und nicht zuletzt, daß so die Entstehung von verhütbaren, noch in Vorbereitung begriffenen Leiden weitgehend verhindert werden kann. *Daher stellt die Behandlung nach Mayr eine hochwirksame aktive Gesundheitsvorsorge dar, wie sie heute jedem Zivilisationsmenschen nur nützlich sein kann.*

Mit der Empfehlung einer solchen Vorsorgemedizin sagen wir nichts Neues! Wir wiederholen nur die seit Jahrtausenden bestehenden Gebote aller Kulturreligionen nach zeitweiligem Fasten oder Teilfasten, wobei aber F. X. Mayr diese uralten Erkenntnise diagnostisch überprüfbar und durch Anpassung an die Situation des heutigen Menschen wieder leicht durchführbar gemacht hat.

Das Heilfasten

Uralt ist das Wissen der Menschheit um die reinigende und erneuernde Kraft des Fastens, das heißt der zeitweiligen freiwilligen Beschränkung oder völligen Einstellung der Nahrungsaufnahme. Aus diesem Grunde war und ist es in den kultischen Vorschriften zahlloser Völker fest verankert. Es gibt kein großes Religionssystem, das nicht seinen Gläubigen empfiehlt, ja sogar gebietet, durch alljährlich wiederholtes Fasten Körper und Seele zu reinigen, um sie auf diese Weise von Niedrigem und Krankem zu befreien und zum Erkennen und Erstreben höherer Ziele zu erheben[1]). Auch die im Altertum blühenden Schulen der Weltweisheit (Pythagoräer, Stoiker, Epikuräer usw.) bedienten sich des Fastens, um auf Grund einer ertüchtigten Leibesverfassung Fortschritte in der Wahrheitserkenntnis und tugendhaften Selbstbeherrschung zu erzielen. Die großen Ärzte des Altertums, wie HIPPOKRATES und andere, deren intuitives Wissen wir heute noch bewundern, wendeten das Fasten vielfach an. Wenn daher die moderne Heilkunde auf dieses natürlichste Heilmittel in zunehmendem Maße zurückgreift, folgt sie nur einer Übung, die wahrscheinlich so alt ist wie die Menschheit selbst[2, 3]).

Das Fasten bewirkt Schonung und Erholung des Verdauungsapparates; es säubert und entgiftet den Organismus von Stoffwechselrückständen und mobilisiert seine Heilungskräfte zur Beseitigung krankhafter Prozesse.

Das Fasten hat sich bei einer großen Anzahl von Krankheiten bewährt, zum Beispiel bei Verdauungs-, Stoffwechsel- und Drüsenleiden, Herz- und Kreislaufstörungen, bei vielen Erkrankungen der Atmungsorgane, bei Nieren-, Blasen- und Unterleibsleiden der Frau, bei verschiedenen Hautkrankheiten und allergischen Prozessen, fieberhaften Erkrankungen überhaupt sowie bestimmten nervösen und seelischen Störungen.

Darüber hinaus ist Fasten die Vorbeugungsmethode schlechthin, die, rechtzeitig angewendet, den Ausbruch zahlreicher Leiden verhindert, ein herabgesetztes Allgemeinbefinden verbessert und die Leistungskraft mehrt.

Seiner intensiven Heilwirkung verdankt das Fasten die Bezeichnungen „Operation ohne Messer" und „der königliche Heilweg".

Vom Fasten ist das Hungern grundsätzlich zu unterscheiden.

Als Hungern bezeichnen wir eine dem Körper schädliche Unterversorgung mit Nährstoffen. Sie kann verursacht sein:

---

[1]) REGAMEY, O. P.: Wiederentdeckung des Fastens, Wien - München 1963. Verlag Herold (Fasten aus religiöser Sicht betrachtet).

[2]) BUCHINGER, O.: Das Heilfasten. Stuttgart. Hippokrates-Verlag.

[3]) HEUN, E.: Das Fasten als Erlebnis und Geschehnis. Frankfurt/M. 1953. Vittorio Klostermann Verlag.

1. absichtlich, wie zum Beispiel durch Hungerstreik, „Hungerkur";
2. wider Willen, infolge Nahrungsmangels, bei Hungersnot, Katastrophen;
3. durch beträchtliche Funktionsuntüchtigkeit des Verdauungsapparates, wenn die Körperzellen trotz ausreichender Nahrungszufuhr unzureichend ernährt werden.

Hingegen ist Fasten eine völlig freiwillige, von bejahendem Willen getragene Nahrungsbeschränkung beziehungsweise -enthaltung, um die Gesundheit grundlegend zu verbessern. Bei dieser Einstellung dient es keiner schädlichen Unterversorgung mit Nährstoffen, sondern einer sinnvollen, segensreichen Schonung und Entgiftung des Organismus. Während der Hungernde immer elender wird, gar wenn das Schreckgespenst baldigen Verhungerns dazukommt (zum Beispiel bei eingeschlossenen Bergleuten), bessert sich der Zustand des Fastenden zusehends, was in Gesundung des Gesamtorganismus, Behebung zahlreicher Störungen und Gebrechen und einem beglückenden Reinheitsgefühl, einer Harmonisierung des inneren und äußeren Menschen zum Ausdruck kommt. Der königliche Heilweg, das Fasten, besitzt Tradition und Bewährung von Jahrtausenden und seine große Heilwirkung kann nur von Nichtwissern in Abrede gestellt werden.

Als Dr. Mayr an sich selbst und an seinen Patienten erstmals Fastenkuren durchführte, war er über die günstigen Auswirkungen so beglückt, daß er sich zeitlebens diesem Heilverfahren verschrieb. Dabei kristallisierten sich verschiedene Behandlungsformen und -möglichkeiten heraus:*

1. Das Teefasten nach Mayr

Dieses ist eine strenge Fastenform, bei der auf einige Tage, auf 1—2—3 Wochen, in Sonderfällen sogar noch länger, nur dünngebrühte Kräutertees (eventuell mit etwas Honig und Zitronensaft), Wasser, Mineralwasser oder auch klare Gemüsebrühe eingenommen werden. Das Teefasten wird am besten in einem Kur-

* Siehe hierzu ebenfalls das Kapitel „Die Behandlungsformen nach F. X. Mayr" auf S. 100.

haus durchgeführt. Dabei helfen mit: Der Abstand von beruflichen und sonstigen Belastungen, das Ausspannen von Schwierigkeiten und Sorgen, die heilungsfördernde Atmosphäre und klimatische Lage, die Ruhe, gute Luft, Aufenthalt in wenig berührter Natur, sowie die Gemeinschaft mit den gleich eingestellten übrigen Fastenden. Das befreiende Erlebnis der inneren Reinigung schafft unter den Teilnehmern aufgelockerte fröhliche persönliche Beziehungen:

F a s t e n m a c h t f r e i e r u n d f r o h e r !

Im Kurhaus entfällt auch das leidige Dareinreden taktloser unverständiger Mitmenschen. Diese versuchen oft hemmungslos die Kur zu verteufeln, sei es aus Fütterungstrieb, sei es aus Neid oder schlechtem Gewissen, weil sie selber Fasten nötig hätten, dazu aber zu feig oder zu charakterschwach sind.

Das Teefasten nach Mayr unterscheidet sich vom bisherigen Heilfasten durch:

1. Der Kurarzt muß die Diagnostik nach Mayr beherrschen. Dadurch gewinnt er ein umfassendes Bild vom Gesundheitszustand, Verschlackungs- und Vergiftungsgrad des Patienten, und dem Ausmaß seiner Fastenbedürftigkeit.
2. Objektive meßbare Kriterien, welche die für den einzelnen beste Intensität und Kurdauer erkennen und steuern lassen.
3. Kriterien, welche die günstigste Ernährungsweise des jeweiligen Patienten nach Kurende anraten lassen (wichtig für Dauererfolg!)
4. Reinigung des g e s a m t e n Verdauungsweges in n a t ü r l i c h e r Richtung von der Mundhöhle nach abwärts durch Trinken salinischer Reinigungswässer (siehe Kapitel „Die Säuberung" S. 56), anstatt wie bisher durch Teilreinigung in verkehrter Richtung vom After aus durch Einläufe und Darmbäder.
5. Manuelle Bauchbehandlung, durchgeführt vom Arzt, als entscheidende Individualhilfe für raschere Gesundung (siehe Kapitel „Die Schulung" S. 58).

Übergang vom Teefasten auf die Milch-Semmel- und später MILDE ABLEITUNGSDIÄT*), die mit ihrer speziellen Eß- und Kauschulung erst die Hauptforderung MAYRS verwirklichen lassen:

„Wir haben die Menschen weniger das Fasten zu lehren, als vor allem das richtige Essen!“

Die zumeist übliche Zeit für eine MAYR-Kur im Sanatorium beträgt für eine Vollkur 4 Wochen, für eine Kurzkur 3 Wochen. Dabei wird oft, aber nicht immer, je nach Diagnose, mit Teefasten nach MAYR begonnen, sodann auf Milch-Semmel-Diät und zuletzt auf leichtere Diätformen übergegangen.

2. Die Schon- und Säuberungskur mit Milch-Semmel-Diät (Milch-Semmel-Kur nach F. X. Mayr)

Während das Teefasten nur einer beschränkten Anzahl von Heilungsbeflissenen, nämlich Kurhausgästen, offensteht, kann die Milch-Semmel-Kur mit ihren Varianten einschließlich der MILDEN ABLEITUNGSKUR von nahezu allen Menschen durchgeführt werden. Es ist das geschichtliche Verdienst Dr. MAYRS, den grundsätzlich gleichen Heilweg wie das Fasten auch dem vollbeschäftigt Tätigen in Form der Milch-Semmel-Kur oder ihren abgemilderten Varianten zugängig gemacht zu haben:

„Fasten ohne zu Fasten“.

Die Durchführung der milden Kurformen ist bei gleichzeitiger körperlicher oder geistiger Berufsarbeit den Allermeisten sehr gut möglich.

Die Milch-Semmel-Kur bringt außerdem:

a) Erziehung zum richtigen Essen

Wer sich richtig ernähren will, muß richtig essen können, das heißt, er muß immer nur kleine Bissen in den Mund nehmen, sie in kleinste Teilchen zerkauen und durch bewußtes (durch Konzentration gelenktes) intensives Einspeicheln in Kürze fast völlig

---

*) Siehe RAUCH/MAYR: MILDE ABLEITUNGSDIÄT. Kochrezepte der MILDEN ABLEITUNGSKUR. Richtlinien für gesündere Ernährung. 2. Auflage. Heidelberg 1979. Karl F. Haug Verlag GmbH & Co.

verflüssigen können. Dies beherrscht aber heute fast kein Mensch. Wie beim Speerwerfer die Armmuskeln immer stärker und leistungsfähiger werden, so ertüchtigen sich hier durch richtige Eßschulung die verkümmerten Speicheldrüsen; sie lernen wieder, Speichel in solcher Beschaffenheit und Menge zu liefern, wie es zur Verdauung der jeweiligen Kost am zweckmäßigsten ist; und sie kommen wieder in die Lage, durch Bespülung mittels dünnflüssigen Speichels die Mundhöhle nach dem Essen gründlich zu säubern und zu desinfizieren. Richtiges Essen bewirkt auch bessere mechanische Reinigung der Zähne und Durchblutung von Zahnfleisch und Zahnwurzeln (Massagewirkung des Kauens) und erhöht damit die Haltbarkeit des Gebisses. Richtiges Essen ermöglicht vollkommeneren Ablauf des weiteren Verdauungsvorganges und schafft die Voraussetzung für Gesundung des übrigen Verdauungssystems.

An diesem Punkt setzt die MAYR-Kur an. Der Mensch beginnt wieder von vorne, eben von dort, wo er es unbedingt notwendig hat. Er übt und lernt in Ruhe zu kauen und einzuspeicheln. Und wer sich bemüht, beherrscht diese Eßkunst dann so, daß er sie sein Leben lang nicht mehr oder nicht mehr so leicht verlernen kann.

Da keine Fastenmethode und kein einziges Ernährungssystem, von BIRCHER-BENNER, JACKSON, HAUSER, WAERLAND bis zu den Lehren von KOLLATH und anderen in der Lage ist, dem Menschen diese Voraussetzung richtiger Ernährung in der Tat beizubringen oder zumindest auch nur annähernd so gut anzuerziehen wie die MAYR-Kur, besitzt letztere — richtig durchgeführt — schon allein darin grundlegende Überlegenheit. Sie beseitigt eine bisher praktisch übergangene Hauptquelle für schlechte Ernährung und daraus entstehende Übel.

b) Die sinngemäße Anwendung jenes Lebensmittels, das in harmonischer Einheit alle wesentlichen Nährstoffe beinhaltet und das gleichzeitig als klassisches Entgiftungsmittel schlechthin aufgefaßt wird: die Milch. Sie ernährt; sie erleichtert, intensiviert und beschleunigt die Entgiftung des Körpers; sie schwächt die Krisenreaktionen während der Reinigungskur ab oder verhindert sie (siehe später!).

c) Täglich mindestens zweimalige, erstaunlich langanhaltende Sättigung, wodurch es kein „Hungerleiden" beziehungsweise die Angst davor geben kann.

d) Möglichkeit individuellen Vorgehens, dem Einzelfall und seinen Bedürfnissen entsprechend, zum Beispiel durch Übergang auf andere Schonkostformen.

e) Längerfristige Bemessung der Kurdauer, je nach Zustand und Verlauf, je nach ärztlicher Entscheidung.

Jede Form der Heilbehandlung nach Dr. Mayr, gleich ob Teefasten, ob Milch-Semmel-Kur oder Schonkur mit anderer Schonkost (s. S. 61), ist auf drei Grundsätzen aufgebaut: A) Schonung; B) Säuberung und C) Schulung.

A) Die Schonung

Das Schonprinzip ist der Natur abgelauscht. Das in Freiheit lebende, erkrankte Tier legt sich Schonung auf, um seine Kräfte uneingeschränkt der Krankheitsbekämpfung zuwenden zu können. Es legt sich an einem geschützten Platz zur Ruhe und nimmt instinktiv so lange keine oder nur bestimmte Nahrung auf, bis es wieder gesund ist. Auch die Heilkunde macht seit jeher von diesem Grundsatz Gebrauch: Dem Nervenkranken wird „Schonung" auferlegt, der Fiebernde muß das Bett hüten, der verletzte Arm kommt in die Schlinge und das gebrochene Bein in den Gipsverband.

Dr. Mayr schont die Verdauungsorgane, indem er Fasten läßt oder die bestmögliche Schonkost darbietet.

Die Milch

Die Milch enthält eine einmalige Fülle aller wesentlichen Kalorienträger und Vitalstoffe, wie essentielle Amino- und Fettsäuren, Vitamine, Fermente und Mineralstoffe (einschließlich der Spurenelemente), harmonisch in sich verteilt. Sie ist eine Schutznahrung, ein Entgiftungsmittel, unser wichtigster Vitalstoffträger, ein einzigartiges, geheimnisvolles „Lebenselixier“, mit Recht als „Königin aller Nahrungsmittel“ bezeichnet*).

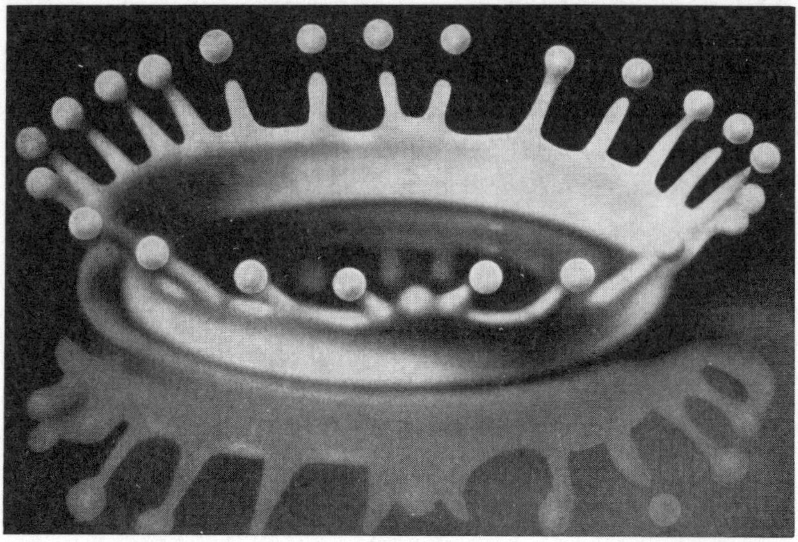

Abb. 4
Milchtropfen — Wunder der Natur (vergrößerte Aufnahme)

Tabelle 2

Durchschnittliche Zusammensetzung der Milch*)

Eiweiß	3,5 %	Kalium	0,160 %
Fett u. Lipoide	3,5 %	Calcium	0,125 %
Milchzucker	4,8 %	Magnesium	0,012 %
Wasser	87,5 %	Eisen	0,010 %
Gesamtmineralstoffe	0,7 %	Chlor	0,106 %
Kochsalz	0,157 %	Phosphor	0,090 %
Natrium	0,051 %		

Durchschnittlicher Vitamingehalt in 1 Liter Milch

Vit. A	0,6—2 mg	Cholin	150 mg
Vit. B_1	0,4 mg	Vit. C	5 — 30 mg
Vit. B_2	1,6—2,5 mg	Vit. D	0,002 mg
Niacin	1 mg	Vit. E	0,6 mg
Pantothensäure	2,8—4,5 mg	Vit. F	1050 — 1750 mg
Vit. B_6	1 —3 mg	Vit. K	0,32 mg
Vit. B_{12}	2—3 Gamma		

---

*) Kleine, O. H.: „Die Milch als Vitalstoffträger“ (Ärztl. Praxis X/1958).
*) „Milch und Milchprodukte in der Ernährung und Diätetik“ von Halden, Wenger und Hartl. Gesundheitskomm. der Öst. Liga f. d. Vereint. Nat. Wien 1956.

Den biologischen Wert der Milch beweist das Heranwachsen des Jungtieres, das in kurzer Zeit sein Gewicht verdoppelt, ja vervielfacht.

Am besten sind Milch melkfrisch, sodann Milch roh (Vorzugsmilch), weiters Babymilch, die, falls einwandfrei, nicht abgekocht, sondern bei Bedarf nur im Wasserbad gewärmt werden. Bei Erhitzung über 45° C beginnen bereits Veränderungen des Eiweißes oder der Milch. Malzkaffee zur Milch, Bioghurt, Sanoghurt, Biogarde oder gute Sauermilch können ebenfalls verwendet werden.

Milch ist keineswegs als Getränk aufzufassen, das man zur Stillung des Durstes die Kehle hinabstürzen darf; sie ist vielmehr jenes flüssige Nahrungsmittel, das man immer, ähnlich wie es der Säugling, dem Naturtrieb folgend, tut, nur in kleinsten Portionen einnehmen und gründlich mit Speichel vermischen muß. Milch darf nicht getrunken, sondern muß „gegessen" werden! Um dies zu ermöglichen, läßt Dr. Mayr gleichzeitig ein gut kaubares, die Speichelerzeugung förderndes Hilfsnahrungsmittel einnehmen:

Die Kur-Semmel

Die Beschaffenheit der Semmel ist für den Kurerfolg ausschlaggebend. Nur mit der richtigen Kursemmel kann Leistungssteigerung der Speicheldrüsen, starker Speichelfluß und Kauschulung erzielt werden.

Die Semmeln werden am besten alltäglich frisch gekauft und in einem trockenen Zimmer auf einem Kasten, zum Beispiel auf Pergamentpapier oder Tuch, in Reih und Glied gelagert und dadurch luftgetrocknet. Je nach Witterung erreichen sie nach zwei bis vier Tagen die rechte Beschaffenheit: Die richtige Kursemmel ist schnittfest, derb elastisch, das heißt gerade noch etwas eindrückbar; sie ist spürbar härter als die übliche Schneidesemmel, darf aber auf keinen Fall schon die splittrige Härte der „steinharten" Reibsemmel erlangt haben.

So ist es unbedingt nötig, gewissenhaft und verläßlich für ausreichenden Semmelvorrat und genügende Auswahl zu sorgen, vor je-

der Mahlzeit den Zustand der Semmeln zu überprüfen, so daß nur die richtig altbakkennen Kur-Semmeln eingenommen werden.

Soll der Trocknungsprozeß beschleunigt werden, da die vorrätigen Semmeln noch zu feucht oder weich sind, müssen diese sogleich in kleine Würfelchen zerschnitten, ausgebreitet und luftgetrocknet werden.

Zu frische, weiche Semmeln haben nicht den Quellwert der Kursemmel; sie können nicht genügend gekaut und eingespeichelt werden. Sie werden schlecht verwertet, was zu vorzeitigem Hunger, Auftreibung des Leibes und ungenügender Schonung führt. Dies stellt den Kurerfolg in Frage. Achtung: In der dunstigen Küche oder in Behältern (Brotdose, Nylonsäckchen, Lade) gelagerte Semmel bleiben zu feucht!

Zu harte, staubtrockene Semmeln (Reibsemmel, auch Zwieback und Toastbrötchen) sind ebenfalls ungeeignet. Sie besitzen nicht den Quellwert der Kursemmel, regen den Speichelfluß nicht an und unterhalten ihn nicht, sind aber relativ günstiger als zu weiche Semmeln. Sie können auch schadhafte Zähne gefährden. Achtung: Blähungen während der Kur weisen sehr oft auf falsche Semmeln oder falsches Essen hin!

Manche Lebensreformer glauben die Mayr-Kur der Semmeln wegen ablehnen zu müssen, da diese durch den Zubereitungsprozeß biologisch entwertet seien. Manche wieder ersetzen die Semmeln durch Vollkornbrötchen. Sie haben aber den Sinn der Mayr-Kur nicht erfaßt; sie denken nur an Zufuhr von Vitaminen usw. und vergessen, daß diese nichts nützen können, wenn sie im kranken Verdauungsapparat zerstört werden. Vitaminessen bedeutet nicht gleich Vitaminfütterung der Körperzellen, weil die Vitaminverwertung von der Gesundheit des Darmes abhängt. Da bei den meisten Zivilisationsmenschen heute bereits eine minderwertige Gesundheit des Darmes nachweisbar besteht, erzielen wir die beste Vitaminversorgung des Organismus, wenn wir als erstes den Verdauungsapparat gesünder machen, indem wir ihn schonen, reinigen und regenerieren lassen. Erst dann kann eine bescheidene (!) und nicht übersteigerte Zufuhr von Vitalstoffen durch naturgemäße Ernährung entsprechend nützlich sein. Vorher jedoch nicht!

Vollkornbrötchen während der Schonkur verhindern wegen ihres hohen Gehaltes an Zellulose, die ja unverdaulich ist, die Schonung des Darmes, die Kursemmel hingegen erfüllt ihre Aufgabe ganz.

Wie man essen muß

Vor der Mahlzeit wird die Kursemmel in fingerdünne Scheiben geschnitten. Ein Stückchen wird zum Mund geführt und mit Konzentration darauf solange eingespeichelt (Training der Speicheldrüsen) und so lange gekaut, bis ein flüssiger Semmel- und Speichelbrei von leicht süßlichem Geschmack entstanden ist. Süßlich deshalb, weil durch Speichelfermente die Stärke der Semmel zu Zucker umgewandelt wird. Nun wird ein kleines Löffelchen Milch dazu genippt oder noch besser, mit nahezu aneinander gepreßten Lippen vom Löffel abgesaugt („sippeln"). Durch das Absaugen entsteht ein Unterdruck in der Mundhöhle, ein Sog, der zur besseren Entleerung der Speicheldrüsen beiträgt. (Durch solches Saugen speichelt der Säugling an der Mutterbrust jede Milchportion ein!) Nun wird der gesamte Mundinhalt, also die Mischung von Semmel, Speichel und Milch, durch weitere Kaubewegung unter Verwendung der Zunge weiter in der Mundhöhle vermischt, wobei sich der Geschmackssinn freuen und die Genüsse auskosten soll. (Üben!). Dabei setzt schon in der Mundhöhle die Verdauung der Milch kräftig ein, was für das Gelingen der Kur wesentlich ist. Erst dann wird geschluckt. Nun beginnt der Eßakt wieder von vorne usw., bis Sättigung erzielt ist. Die Menge wird nicht vorgeschrieben.

Entscheidend für den Erfolg ist die spezielle Eßkultur nach MAYR:

1. Kleinen Bissen von der Kursemmel in den Mund nehmen.
2. Kauen und Einspeicheln bis Verflüssigung der Semmel und Auftreten eines leichten süßlichen Geschmackes.
3. Einen Teelöffel Milch zugeben (nie einen Schluck!!!).
4. Alles in Mundhöhle vermischen und erst dann schlucken!
5. Essen bis zu leichtem Sättigungsgefühl. Etwaig übrig gebliebenes Essen stehen lassen! Auf keinen Fall Milchrest hinunterkippen! Milch ausnahmslos teelöffelweise zum Semmelspeichelbrei essen oder gar nicht!

Nichts Wesentliches wird einem im Leben geschenkt. Sogar bei der Gesundung muß man mitarbeiten, sich ehrlich bemühen und gerade diese — zwar unwichtig erscheinenden — aber dennoch entscheidenden Maßnahmen gründlich, konzentriert und konsequent durchführen. Man will doch den großen Erfolg! Wer nicht vorschriftsmäßig essen will, soll mit der Kur nicht beginnen. Hier gilt: Entweder richtig oder gar nicht! Gut gekaut ist halb verdaut.

Der Tee

Abends werden 2—3 Tassen eines Kräutertees (Lindenblüte, Fenchel, Schafgarbe, Anserine, Melisse, Salbei usw.), falls erlaubt mit einem Teelöffel (nicht mehr!) echten Bienenhonigs (Gehalt an Spurenelementen) und etwas Zitronen- oder Orangensaft (Vitamin C) löffelweise (!) eingenommen.

Es empfiehlt sich Kräutertees in Reformhäusern, Kräuterhandlungen oder Kräuterapotheken zu besorgen, wo sie besonders frisch sind.

Herstellung: Eine Prise (die von drei Fingern leicht erfaßte Menge) Tee wird mit siedendem Waser überbrüht, nur 1—2 Minuten ziehen gelassen und abgeseiht.

Verhalten bei Hunger und Durst

Wenn vorschriftsgemäß gegessen wird, hält die Sättigung länger als bei Normalkost an. Hungergefühl außerhalb der Essenszeit tritt fast ausnahmslos nur bei unrichtigem, hastigem oder sonstwie schlampigem Essen, oder bei unrichtigen, meist zu frischen Semmeln auf. Bei jedem Eßbedürfnis und bei Durst ist stets zu trinken!

Trinkkur: Grundsätzlich soll während des Tages möglichst oft getrunken werden. Erlaubt sind: Gutes Trinkwasser, dünn gebrühte Kräutertees, kohlensäurearme Mineralwässer. Getränke dürfen weder zu heiß noch zu kalt sein und sollen kleinschluckweise eingenommen werden. Oftmaliges Trinken unterstützt wesentlich die innere Reinigung. Wenn nicht anders verordnet, sollen tunlichst 2 bis 3 Liter Flüssigkeit täglich getrunken werden. Sollte trotz dieses, bei warmem Tee sättigend wirkenden Trinkens ein Hungergefühl anhalten, so kann auch außerhalb der festgesetzten Essenszeit etwas altbackene Semmel, natürlich in richtiger Weise, verzehrt werden. Mit zunehmender Gesundung wird dieses Bedürfnis schwinden.

Allgemeine Schonung

Wenn der Gesundheitszustand des Kurinteressierten nicht schon zu sehr angegriffen ist, so daß Behandlung im Sanatorium empfohlen werden muß, kann die Kur von den meisten Berufstätigen während ihrer Berufsausübung durchgeführt werden. Dies gilt für körperliche wie für geistige Arbeiter. Vom Fleischhauer, Mechaniker, Bäcker, Landarbeiter, Hausfrau, Schneiderin usw. bis zum Juristen, Politiker, Universitätsprofessor haben praktisch schon alle Berufsarten bei Berufsausübung diese Kur mit Erfolg durchgehalten. Voraussetzung dafür ist gründliche Untersuchung durch einen in Diagnostik und Therapie nach F. X. MAYR geschulten und erfahrenen Arzt[1]). Er entscheidet in jedem einzelnen Fall, ob die Kur besser ambulant oder stationär vorzunehmen ist. Der Vorteil für viele ein derart wirksames Heilverfahren ambulant, somit ohne Krankenhaus- oder Sanatoriumsaufenthalt, ja sogar ohne wesentliche berufliche Einschränkung durchführen zu können, ist mit dem scheinbaren Nachteil verbunden, daß keine **MAYR-Kur ohne MAYR-Arzt** gemacht werden soll. Aber es ist verständlich, daß ein so grundlegendes Heilverfahren, eine so durchgreifende „Generalüberholung" des ganzen Organismus unbedingt von erfahrener Hand geleitet und überwacht werden muß. Kurform und -dauer müssen den Beanspruchungen des Patienten und seinen Reaktionen abgestimmt werden. Die Diätform muß zur rechten Zeit geändert werden, die manuelle Bauchbehandlung darf nicht fehlen und die Kurausleitung in eine milde Kostform und schließlich in eine gesündere Dauerernährung entscheiden weitgehend den Erfolg[2]).

Häufig fällt schon während der Kur die Berufsausübung wesentlich leichter.

Nur bei besonderen Ausnahmen wird Liegen verordnet.

Im allgemeinen ist aber eine gewisse Schonung erforderlich. Eine halbe Stunde oder zumindest einige Minuten Ausruhen vor

[1]) Auch für den Arzt, der diese Kuren leitet, ist eine Spezialausbildung erforderlich. Diese erfolgt nur, wenn der Arzt zuerst selbst die Kur als Patient durchgeführt hat, da nur das Selbsterlebnis das volle Verständnis für das gesamte körperlich-seelische Geschehen möglich macht.

[2]) Näheres darüber in „MILDE ABLEITUNGSDIÄT. Kochrezepte der MILDEN ABLEITUNGSKUR. Richtlinien für gesündere Ernährung."

dem Essen, gelegentlich kleine Entspannungspausen und regelmäßiges frühes Schlafengehen (Schlaf vor Mitternacht!) sind unbedingt erforderlich! Abendliches Fernsehen belastet das vegetative Nervensystem, beeinträchtigt die Schlaftiefe und damit die Regeneration des Organismus. Es ist während der Kur zu meiden! Ebenso wegen Krisengefahr alle Arten von Übermüdung, zu heiße Wannenbäder, Sauna[1]) und Dampfbäder[1]). Darüber hinaus sollte mancher Patient den Anlaß der Kur benützen, seinen Alltag besser geordnet, gelassener, ruhiger und ausgeglichener zu gestalten (Harmonie = Kräfteschonung). Innere und äußere Lebensunordnung, Zwiegeleisigkeit, Hetzjagd, sonstige Belastungsfaktoren sollten mit Kurbeginn weitestmöglich ausgeschaltet werden. (Über die entscheidende Wechselwirkung von seelischen und nervlichen Faktoren siehe Seite 94 bis 96!).

B) Die Säuberung

In einem Bericht aus dem weltberühmten Kurort für Verdauungskranke, Karlsbad, heißt es[2]): „Ich sitze geruhsam auf meinem Waldbänkchen und lese die Zeitung. Plötzlich rast jemand vorbei, reißt mir die Zeitung aus der Hand und schlägt sich seitwärts in die Büsche. Ich rufe: ‚Herr, das ist ja die heutige Zeitung!' Darauf er: ‚Ja, aber auf die morgige kann ich nicht warten!'"

Auch bei der Mayr-Kur erfolgt die Säuberung durch *Karlsbader-* oder *Bittersalz,* das alltäglich morgens nach dem Aufstehen in einer dem Blut ungefähr entsprechenden Konzentration eingenommen wird[3]). Die derart dosierte Lösung besitzt den entscheidenden Vorzug, im Gegensatz zu den Abführmitteln die Darmschleimhaut nicht zu reizen. Das Salzwasser durchrieselt in natürlicher Richtung den Magen-Darm-Kanal, löst von seinen Wänden allmählich Rückstände von alten zersetzten Kot- und Speiseresten ab und schwemmt sie dem Darmausgang zu. Diese Rückstände lagern, nicht selten mit der Darmschleimhaut auf das

---

[1]) außerhalb der Kur sehr wertvoll!
[2]) Ärztl. Praxis 1958, X: 8.
[3]) 1 gestrichener Kaffeelöffel auf 1/4 Liter körperwarmes Wasser oder F. X. Passagesalz (wohlschmeckend, doppelte Menge Salz). Frühstück nach mindestens halbstündiger Pause.

Innigste verhaftet, schon jahrelang in den Ausbuchtungen und Falten des 7—8 m langen Kanalsystems. Ihre Giftigkeit kann unvorstellbar groß sein. Die Wirkungsart und Menge der aufgelösten und in Bewegung gesetzten „Schlacken" verursacht mitunter „dramatisch" verlaufende Säuberungsvorgänge (siehe obigen Bericht). Durchfallartige wässerige Entleerungen entstehen nur dort, wo darmreizende Gifte aufgelöst werden. Gehen diese Gifte mit dem Stuhl ab, schwillt und rötet sich oft auch die Afterschleimhaut, die wie wund empfunden wird. Auch Verstopfung kann eintreten, die mitunter längere Zeit hartnäckig bleibt, wenn die freiwerdenden Gifte darmlähmend wirken. Breiige oder normale Stühle sind ebenso möglich. Im allgemeinen regulieren sich nach Entleerung der Giftwelle die Ausscheidungen. Rasche Regulierung, bessere Entgiftung und besonders milder Kurverlauf wird durch oftmaliges Trinken von Wasser, reinem Kräutertee oder kohlensäurearmen Mineralwässern erzielt. Wenn vom Arzt nicht ausdrücklich anders verordnet, soll untertags sehr oft, insgesamt 2—3 Liter, getrunken werden.

Vom Ergebnis der Säuberung und damit von ihrer Notwendigkeit kann sich jeder selbst überzeugen: Ein Stuhl, der allein von der Milch-Semmel-Nahrung herrührt, ist goldgelb und fast geruchlos, also ähnlich wie beim Säugling. Jede andere Färbung oder aber übler Geruch verraten den Abgang fehlverdauter, schädlicher Rückstände!

Solche Verunreinigungen lösen sich oft schon zu Beginn der Kur, nicht selten erst nach Wochen. Es können unglaubliche Mengen übelriechender Stuhlmassen von mißfarbiger, schwarzer, brauner, grauer, weißer oder grünlicher Färbung abgehen. Mitunter treten auch bis apfelgroße Kotsteine oder Schalen, Kerngehäuse und andere charakteristische Reste von Speisen zutage, die, soweit erinnerlich, vor Monaten zum letzten Male gegessen wurden[1]). An Stellen, wo diese Rückstände geradezu krustenartig anhaften, kann die Ablösung Schmerzen verursachen. Wenn die Ausscheidungen nicht schlagartig in voluminösen Mengen erfolgen, muß meist mit allmählichem Abgang, der weniger intensiv verfärbt ist und weniger übel riecht, durch längere Zeit gerechnet werden.

---

[1]) In letzter Zeit wird oft Abgang von Medikamentenkapseln berichtet, die vielfach vor etlichen Wochen zum letzten Mal eingenommen worden sind.

Das Auftreten des ständig hellgelben, geruchlosen Stuhles soll natürlich auch in diesem Falle erzielt werden.

Hand in Hand mit der Reinigung des Darmes vollzieht sich auch eine Säuberung des Blutes und des ganzen Körpers. Diese erfolgt großenteils zum Darm hin; sie bedient sich aber auch der Nieren (dunkler, trüber, übelriechender „scharfer" Harn), der Haut (Ausdünstungen, übelriechender Schweiß) und der Schleimhäute, zum Beispiel des Mundes und der Bronchien (übler Mundgeschmack und -geruch, Zungenbelag), bei Frauen auch der Scheidenschleimhaut (Scheidenausfluß) als Organe und Stellen der Ausscheidung.

Je länger und intensiver der Körper der Verunreinigung (Verschlackung) ausgesetzt war, desto längere Zeit erfordert auch seine gründliche Säuberung. Daher antwortete Pfarrer Kneipp einer Patientin in den sogenannten besten Jahren, die schon nach kurzer Behandlungsdauer ungeduldig wurde, sehr treffend: „So ein altes Haus putzt man nicht an einem Tage aus!"

C) **Die Schulung**

Der Verdauungsschlauch ist bei keinem Menschen in seinem ganzen Verlauf überall gleichermaßen geschädigt. Erschlaffte lahme Abschnitte wechseln mit normal funktionierenden und mit übererregten, übervehement arbeitenden oder aber krampfhaft (spastisch) verschnürten Partien ab. So kommt es, daß eine Schulung des Darmes, das heißt Rückführung zur normalen Tätigkeit, niemals durch chemische Abführmittel oder Reiz- und Belastungskost (eingeweichte Pflaumen, Feigen, Sauerkraut, Mehrkorngerichte, Kruska und dergleichen) erfolgen kann. Diese allesamt peitschen nämlich den Darm in allen seinen Abschnitten auf, was besonders die ohnehin schon überreizten, entzündeten und verkrampften Anteile weiter reizt und den Schaden nur vergrößert. Daher schwindet auch bald die anfängliche Begeisterung derer, die mit Bergen von Leinsamen, Obst, Korn usw., meist nach „allgemein-gültigen Rezepten" fanatischer Naturapostel ihren Darmtrakt zu schulen trachten. Wie bei chemischen Abführmitteln muß auch hier allmählich die Menge der aufpeitschenden Kost gesteigert werden, da sich der Entzündungsprozeß des Darmes ausbreitet. Leider wird bei vielen sich so „darmschulenden" Menschen oft erst nach Jahren ihr Schaden und dessen Auswirkung offenkundig. —

Demgegenüber wendet Dr. MAYR eine kunstvolle Tastmassage des Bauches, seine manuelle Bauchbehandlung an. Dabei tastet der hierfür geschulte Arzt mit behutsamer Hand den jeweiligen Zustand der Darmabschnitte aus und behandelt sie dementsprechend mit mehr oder weniger sanft drückenden Bewegungen.

Die manuelle Bauchbehandlung erhöht und vermindert in rhythmischer Abfolge den Bauchinnendruck, wodurch bewirkt wird:

1. Steigerung der spezifischen (arteigenen) Darmtätigkeit. Die Aufsaugung (Resorption) von Nährstoffen in das Blut geht intensiver vor sich, und umgekehrt wird die Ausscheidung von Schlacken aus dem Körper in den Darm gefördert. Als Folge zeigt sich schon nach kurzer Behandlungsdauer eine meßbare Verkleinerung und Verschmächtigung des Leibes, weiters Rückbildung des Zwerchfellhochstandes und Auftreten eines meist flüssigen Inhaltes im aufsteigenden Dickdarm.

2. Verbesserung der Zirkulation im Bauchraum. Durch die rhythmische Druckänderung werden Blut und Lymphflüssigkeit, die sich an erkrankten und entzündeten Stellen gestaut haben, in den Blutkreislauf weggesaugt und von sauerstoffreichem Blut beziehungsweise frischer Lymphe ersetzt. Dementsprechend bilden sich entzündliche Prozesse bereits nach kurzer Zeit zurück, spürbar an der Minderung beziehungsweise am völligen Schwinden des Druckschmerzes. Sämtliche Organe des Bauches werden durch die Saug- und Pumpwirkung der Behandlung besser durchblutet, was sich in einer Erwärmung dieses Körperteils bemerkbar macht.

3. Fortschreitende Erholung der Verdauungsdrüsen, bewirkt durch verbesserte Darmtätigkeit und Zirkulation; zum Beispiel wird eine gestaute Leber rasch kleiner und weicher, ihre Druckempfindlichkeit und jene der Gallenblase läßt spürbar nach.

4. Reinigung des Blutes durch gesteigerte Ausscheidung von Stoffwechselschlacken in den nun intensiv arbeitenden

Darm, erkennbar an der sich spannenden Haut des Gesichtes. Vorhandene Falten glätten sich etwas, so daß ein frischer Gesichtsausdruck entsteht. Das gereinigte Blut läßt das Gesicht frischer und rosiger erscheinen. Blutreinigung und Zirkulationsanregung ergeben auch eine Straffung (Tonisierung) des Herzens, was durch Abklopfen und Abhorchen vor und nach jeder Behandlung feststellbar ist.

Die manuelle Behandlung nach Dr. MAYR ist der Natur angepaßt. Beim gesunden Organismus führt das Zwerchfell, das vermittels der Bauchatmung rhythmisch auf und ab bewegt wird, die natürliche „Darmbehandlung" durch, das heißt die normale Atmung wirkt beim Gesunden als Motor der Darmtätigkeit und Bauchzirkulation. Ist aber der Verdauungsapparat krank, zum Beispiel Gastritis, Dünndarmentzündung, Leberschwellung, dann wird normale Atmung nicht mehr vertragen; die kranken Organe verlangen zur Heilung Ruhe, Schonung. Die Natur schont sie auch sofort durch reflektorische Verminderung, ja teilweise durch Blokkierung der Bauchatmung. Alle Lehrer für Atemgymnastik wissen, daß die wenigsten Menschen richtig atmen; ihre Bauchatmung ist dem Verdauungsschaden entsprechend verflacht und wird durch die unrationelle Brustkorbatmung ersetzt. (Die enorme Verbreitung der verflachten Atmung beweist wieder die enorme Verbreitung der Verdauungsschäden!) Darüber hinaus wird der Brustkorb an bestimmten Zonen zum Schutze erkrankter Organe stärker gewölbt, ausgebuchtet und versteift. Es tritt je nach dem Ort der Schädigung im Bauche ein für den Geschulten sicht- und tastbarer Buckel am Brustkorb auf [zum Beispiel Leber-, Gallenblasen-, Zwölffingerdarmbuckel usw.*)].

Diese Veränderungen bewirken gemeinsam mit der Verflachung der Bauchatmung, daß die Lungenbläschen, die den Gasaustausch bei der Atmung vollziehen, sich nicht genügend entleeren (kollabieren) können. Somit ist die Durchlüftung der Lun-

*) Näheres in den Büchern MAYRS, s. Literatur. Ebenso SCHMIEDECKER: Über den Leberbuckel (Med. Klin. 1958, 19). Die praktische Kenntnis dieser diagnostischen Merkmale ist Voraussetzung richtiger Darmbehandlung, da hierbei solche Veränderungen, die in irgendeiner Form fast bei jedem Menschen vorkommen, zur Rückbildung gebracht werden müssen.

gen des Verdauungskranken immer eingeschränkt, er kann nicht die auszuscheidende Kohlensäure (und mit ihr andere ausscheidungspflichtige gasförmige Stoffwechselprodukte) vollständig ausatmen: die in den Lungen verbleibende Restluft ist ständig vermehrt. Dies führt schließlich zur Kohlensäureüberladung des Blutes, einer schleichenden Selbstvergiftung des Körpers, die Dr. Mayr eindeutig nachzuweisen und erfolgreich zu bekämpfen gelehrt hat. Dr. Mayr bezeichnet seine Bauchbehandlung auch als künstliche Zwerchfellbeatmung. Es ist verständlich, daß eine so wirkungsvolle Behandlung nur in die Hand eines eigens dafür geschulten Arztes gehört.

3. Die Schon- und Säuberungskur mit anderer oder erweiterter Schonkost

Wird Milch nicht vertragen, auch nicht mit Malzkaffee oder einem Kräutertee kombiniert, kann an ihrer Stelle Quark (Topfen) verordnet werden; oder Weizen-, Hafer-, Gersten-, Reisschleimbrei oder -suppe.

Weizenschleimsuppe: 2 Eßlöffel Weizenschrot mit 1/4 l Wasser kalt anrühren, 3 Minuten kochen, durch feines Sieb laufen lassen, mit Meersalz salzen, essen wie Milch mit Kursemmel.

Haferbrei: 2 Eßlöffel Hafermark oder feine Haferflocken mit Wasser kalt anrühren (Wassermenge je nach erwünschter dünn- oder dickbreiiger Konsistenz), 3 Minuten kochen lassen; evtl. etwas Milch zufügen oder 1 Eidotter einsprudeln; mit Meersalz und evtl. japanischer Sojasauce würzen, essen wie Milch mit Kursemmel.

Als Semmelaufstrich kann etwas Butter oder edle Margarine (Reformhaus), Honig, Topfen, Gervais, Rahmkäse verordnet werden; als Zulage ein weiches Ei, fallweise eventuell zarte, gedämpfte Gemüse, Salzkartoffeln, eventuell gedünstetes Kalbfleisch oder Fisch blau, jedoch immer nur auf entsprechende ärztliche Anweisung. Eine besonders mild eingreifende Kurmethode stellt die Milde Ableitungskur dar, bei welcher die eigens dafür entwickelte Milde Ableitungsdiät verordnet wird[1]). Auch milde Kurvarianten bringen überzeugende Erfolge, wenn

[1]) Beschrieben in „Blut- und Säftereinigung. Milde Ableitungskur" und „Milde Ableitungsdiät".

sie für den jeweiligen Patienten gerade das Richtige sind. Die Auswahl der günstigsten Kurform findet der Arzt mittels der Diagnostik nach Mayr.

Der Behandlungsverlauf

1. Allgemeines

Dauer und Verlauf der Kur hängen individuell vom Zustand des Patienten, seiner Vitalität und seinem Heilvermögen, sowie von der Einhaltung der Vorschriften ab. Den meisten fällt die ganze Kur unerwartet und überraschend leicht. Echtes Hungergefühl tritt nur in Ausnahmefällen auf, wobei der Arzt jederzeit entsprechende Entscheidungen treffen kann. Ein „Hungerleiden" darf es während der Kur nicht geben! Anders ist es — was häufig vorkommt — wenn nicht gründlich gekaut und eingespeichelt wurde. Hier schafft Selbsterziehung zum richtigen Essen sofort Wandel.

2. Die Krise

Im Verlaufe der Säuberung von Darm und Körper kann es zur stoßartigen Aufsaugung von Zersetzungsprodukten in das Blut kommen. Diese „Rückvergiftung" des Organismus mit den in Bewegung geratenen Schlacken bezeichnet man als Krise. Sie kann sich äußern in Kopfschmerzen, Appetitlosigkeit, Ekel vor Nahrungsaufnahme oder Übelkeit, Benommenheit, Schwindelgefühl, schlechter Laune und Gereiztheit, bleierne Müdigkeit, Schwächegefühl, Sehstörungen und anderes mehr.

Die Krise beginnt meist plötzlich, dauert Minuten bis Stunden, gelegentlich Tage. Viele Patienten beziehungsweise ihre Angehörige sehen in den Krisenerscheinungen einen durch „Unterernährung" herbeigeführten Schwächezustand. Diese Auffassung erweist sich schon deshalb als vollkommen falsch, weil bei Fortsetzen der bisherigen Diät stets wieder Wohlbefinden eintritt, sobald die Giftwelle, die den Körper überflutet hat, abgeebbt und der Giftstoff ausgeschieden ist. Mit der Ursache schwindet auch die Wirkung.

Es können aber auch Organreaktionen im Sinne von „Heilungsschmerzen“ auftreten, zum Beispiel Anschwellen der Gelenke, falls ältere Gelenkleiden bestehen, oder Schmerzen in verschiedenen Muskelpartien bei Muskelrheumatismus, Schmerzen in der Gallenblase, falls ein Gallenleiden vorliegt. Bei älteren Entzündungsprozessen im Magen, Dünndarm oder Dickdarm, vor allem an den Dickdarmecken, oder in den Eierstöcken usw. können in diesen Organen Schmerzen auftreten. Es reagieren aber immer nur Organe, die nicht gesund sind. Dabei treten oft unerfreuliche Überraschungen auf, wenn sich plötzlich irrtümlich gesund geglaubte Organe zur Ausheilung schmerzhaft melden. Die Ursache des Heilungsschmerzes wird aus dem Werdegang des chronischen Prozesses verständlich: Aus dem beschwerdefreien Gesundheitsstadium (G) entsteht durch Schädigung das akute Erregungsstadium (E), das schmerzhaft ist. Wenn nicht Heilung eintritt, geht dieses in das chronische Lähmungsstadium (L), in den alten Prozeß über. Dieser ist häufig beschwerdefrei durch narkoseartige Lähmung der Nervenenden.

Gesundheitsstadium →	Erregungsstadium →	Lähmungsstadium
	(akut, schmerzhaft)	(chronisch)
		(oft beschwerdefrei)
		(oft scheinbar gesund)

Der Rückweg durchläuft dieselben Stationen: Der chronische Prozeß gelangt in das Erregungsstadium zurück, wird akut, (Heilungs-) Schmerzen treten auf, bis der endgültige Übergang in das Gesundheitsstadium erfolgt ist:

Lähmungsstadium →	Erregungsstadium →	Gesundheitsstadium
	(schmerzhaft)	

Die durch die Kur aktivierten Heilkräfte überprüfen die Organe in unbestechlicher Weise auf ihren wahren Gesundheitszustand. Das oft gerade noch rechtzeitige Aufflackern versteckter Krankheitsherde und ihre schließliche Ausheilung erweist sich dabei besonders segensreich.

Was sich während der Krise im Körper abspielt, können täglich badende Patienten anschaulich beobachten. Das ansonsten verhältnismäßig reine Badewasser ist an Krisentagen schmutzig, die

Badewanne weist einen grauschmierigen Schmutzrand auf*). Daraus kann auf Abgang beträchtlicher Schlackenmengen durch die Haut geschlossen werden. Weitere Symptome der krisenhaften Reinigung sind Hautausdünstungen, mißfarbige, übelriechende Stühle, Mundgeruch und trüber, scharfriechender Harn. Bei Frauen kann Scheidenausfluß vorübergehend auftreten beziehungsweise sich steigern.

Diese Ausscheidungen enthalten neben Darmschlacken auch Körpergifte, wie Harnsäure aus den Muskeln, Cholesterin aus Gefäßen, vernichtende Bakterien und deren Gifte aus Lymphknoten, im Körper abgelagerte Arzneistoffe und Suchtgifte (Nikotin!) und dergleichen mehr.

Die wirksamsten Hilfen in der Krise sind: Manuelle Bauchbehandlung, Trinken von Wasser, Mineralwasser oder Kräutertee in größeren Mengen, Trockenbürsten, Wechselduschen, Baden, Abwaschen des Körpers oder Gehen in flottem Tempo in frischer Luft. Dadurch kommen die Gifte rasch zur Ausscheidung und das Wohlbefinden tritt wieder ein.

3. Objektive Kriterien der Gesundung

Um einer weitverbreiteten Meinung entgegenzutreten: Das Körpergewicht und dessen Veränderung stellen weder wesentliche noch verläßliche Gesundheitskriterien dar. (Der Magere nimmt während der Kur meist wenig oder gar nicht an Gewicht ab, während der Dicke meist beträchtlich an Gewicht verliert.)

Hingegen besitzen wir in der Diagnostik von Dr. MAYR einen objektiven Wegweiser, der am Körper, von oben nach unten beobachtet, besonders folgende Zeichen untrüglicher, allgemeiner Gesundheitsverbesserung erkennen läßt:

Verkleinerung und Straffung des Gesichtes, Rückbildung der Vergiftungszeichen (s. Abb. 3), Verminderung von Doppelkinn und Falten, Normalisierung der Körperhaltung (s. Abb. 2), damit auch des Halses nach Form und Länge, Verminderung des Abstandes zwischen den Schulterblättern, Schlankerwerden der unte-

---

*) Serienmäßige Nachprüfungen und Bestätigung dieses Phänomens verdanken wir Herrn Dr. med. DRUMBL, Graz.

ren Brustkorbpartien und der Hüften, Verkleinerung und Weichwerden des Bauches, Wiederbildung einer Taille, Einziehung des hervorstehenden Gesäßes durch Verkleinerung der abnormen Bekkenneigung, Verminderung vermehrter Wirbelsäulenkrümmungen, wie überhaupt eine zunehmende Wohlgestaltung des Körpers.

Als Kriterium der Gesundung ist besonders die Haut zu beachten, die schließlich ihre Spannkraft so verbessern muß, daß hängende Partien am Körper — ungeachtet einer Gewichtszu- oder -abnahme — sich straffen und eindeutig zurückbilden. Diese Behandlungsergebnisse treten mitunter erst einige Monate nach Kurabschluß voll zutage. Je schlechter der Hautzustand ist, desto länger braucht die Regeneration.

4. Charakteristische Fälle

Fall 4: *Ärztin, 28, Entenhaltung, Erschlaffungsstadium der Haut, erkrankte nach Entbindung an einem Gallenleiden. Trotz 6monatiger Behandlung durch namhafte Ärzte keine Besserung, ständige Schmerzen, Arbeitsunfähigkeit, 15 kg Gewichtsverlust. In ihrer Verzweiflung griff sie zum „Strohhalm" und führte unter Leitung eines Schülers von Dr.* MAYR *eine strenge Darmschonkur durch. Nach 5 Wochen wurde sie endgültig beschwerdefrei, voll arbeitsfähig und nahm an Gewicht zu. Das Erschlaffungsstadium der Haut ging in das Quellungsstadium über.*

Zu dieser Zeit war der Verfasser dieser Schrift noch als Spitalarzt tätig und hegte allen Heilverfahren gegenüber, die nicht auf der Hochschule gelehrt wurden, große Skepsis. Dennoch entschloß er sich angesichts dieses und anderer verblüffender Erfolge durch Mayr-Kuren — nachdem er selbst entsprechende Ausbildung in diesem Heilverfahren erhalten und selbst am eigenen Körper die Wirksamkeit der Kur kennengelernt hatte — die Methode Dr. MAYRS an einigen anscheinend verzweifelten Fällen zu erproben:

Fall 5: *Postbeamter, 30, lässige Haltung, vor 3 Jahren Gallenblasenentfernung, seither ständiger Druckschmerz im rechten Oberbauch, häufig schwerste kolikartige Schmerzanfälle. Patient lag bereits 6 Wochen im Krankenhaus und erhielt auf Anordnung des leitenden Professors unter anderem fast täglich stärk-*

ste schmerzstillende Injektionen. Trotz aller Therapie keine Besserung, Patient vollkommen verzweifelt. Nach Entlassung Durchführung der Mayr-Kur: nach 10 Tagen keine Anfälle mehr, Rückbildung des „Leberbuckels", sichtliche Erholung. Nach 6 Wochen vollkommen beschwerdefrei.

Fall 6: *Druckereibesitzer, 58, angedeutete Großtrommelträgerhaltung, Erschlaffungsstadium der Haut, seit 3 Wochen im Spital liegend wegen Angina-pectoris-artigen Anfällen mit Herzschmerz, Todesangst, Vernichtungsgefühl. Trotz intensiver medikamentöser Therapie, strengster Bettruhe usw. keine Besserung. Da die Anfälle durch Zwerchfellhochstand ausgelöst wurden, führte der Verfasser einmal an Stelle der verordneten opiumhaltigen Injektion eine manuelle Bauchbehandlung durch, worauf der Patient nach einigen Minuten völlig beschwerdefrei wurde. Patient führte nach Spitalentlassung Mayr-Kur durch, die Normalisierung der Haltung, Senkung des Zwerchfells (etwa um 10 cm!) und völlige Befreiung von den Anfällen erbrachte. Ohne Verwendung von Medikamenten besteht seither Beschwerdefreiheit, Patient fühlt sich „wie neugeboren".*

Fall 7: *Stenotypistin, 35, Anlaufhaltung, Schwundstadium 1. Grades, frisches Magengeschwür, seit 6 Jahren Zwölffingerdarmgeschwür. Da alle Kuren, Diät usw. ohne Ergebnis geblieben sind, Spitaleinweisung zur Entfernung von 2/3 des Magens (Billroth-II-Op.). Auf Vorschlag des Verfassers, noch eine Mayr-Kur zu versuchen, bat Patientin den Chirurgen um Entlassung aus dem Spital und Verschiebung ihrer Operation um 9 Wochen. Der Professor antwortete: „Sie können noch versuchen, was Sie wollen, aber um die Operation kommen Sie nicht herum!" Nach 8wöchiger Mayr-Kur ergaben die Röntgenbilder bereits Ausheilung der Geschwüre. Patientin ist jetzt seit 8 Jahren rückfall- und beschwerdefrei.*

Fall 8: *Professor, 59, Sämannhaltung, Erschlaffungsstadium der Haut, beträchtlicher Herzmuskelschaden, Leberschwellung, Ödeme, Blutdruck 240, Ohrensausen, Kopfdruck. 4wöchige Spitalsbehandlung ergab vorübergehende Besserung. 9 Wochen nach*

Entlassung waren trotz fortgesetzter Behandlung die Beschwerden wieder aufgetreten. An Stelle der empfohlenen neuerlichen Spitaleinweisung führte Patient Mayr-Kur durch, die den Blutdruck auf 155 senkte und Herzerweiterung, Leberschwellung und Ödeme zur Rückbildung brachte. Patient fühlt sich leistungsfähiger und jünger als vor Jahren, führt alljährlich eine Schonkur durch.

Diese und viele ähnliche Fälle überzeugten den Verfasser von der Überlegenheit der Darmbehandlung nach Dr. MAYR gegenüber den üblichen medikamentösen Therapien. Daher verzichtete er auf letztere endgültig und spezialisierte sich auf die naturgemäße Darmbehandlung. Die Anwendung der üblichen Medikamente samt der Injektionsspritze hat sich seither erübrigt.

Fall 9: *G e n e r a l d i r e k t o r, 60, Großtrommelträger, Erschlaffungsstadium, Lippen bläulich, Herzverfettung, Leberschwellung, Kurzatmigkeit, Nervosität. Seit 5 Jahren in vorwiegender Injektionsbehandlung bei Herzspezialisten. Abmagerungskuren mit „appetitzügelnden“ Medikamenten und Versuche von „Hungerkuren“ jedesmal wegen gesteigerter Nervosität abgebrochen. Führt Mayr-Kur mit Gattin und Tochter gemeinsam durch. Verspürt hierbei keinen Hunger, Nervosität verringert sich bald (Entfernung der nervenreizenden Darmgifte!). Herzbeschwerden und Atemnot mindern sich von Tag zu Tag. Nach 6wöchiger Kur 12 kg Gewichtsverlust, Lippen hellrot, alle Befunde überzeugend gebessert. Patient fühlt sich wie „in den besten Lebensjahren“.*

Fall 10: *K l o s t e r s c h w e s t e r, 28, lässige Haltung, Schwundstadium 2. Grades, graue Gesichtsfarbe, Stuhlverstopfung seit Pubertät, nimmt täglich bis 10 (!) starke Abführmittel, dennoch nur 1- bis 2mal wöchentlich Stuhlgang, Einläufe oft erfolglos, schwerste Bauchkrämpfe, verträgt fast kein Essen, täglich wiederholtes Erbrechen. Auch nach 6wöchiger Spitalbehandlung keine wesentliche Besserung. Patientin erhält daher, da sie von auswärts kommt, Urlaub zur Durchführung einer Mayr-Kur. Nach 3wöchiger strenger Kur zum ersten Mal tägliche Stühle (noch mißfarbig und übelriechend), verträgt Diät, nach 7wöchiger Kur Bauch weich, schmerzfrei, rosa Gesichtsfarbe, nur mehr Schwundstadium*

1. Grades, Stuhl geregelt. Schon während der Kur 3 kg, nachher noch 4 kg Gewichtszunahme. Gleichzeitig bestehende Blutarmut deutlich rückgebildet, bei Nachbehandlung völlig geschwunden. Patientin wieder voll leistungsfähig.

Fall 11: *H a u s f r a u , 38, Entenhaltung, kann sich seit ½ Jahr nur mehr mühsam mit 2 Stöcken fortbewegen. Rücken „ganz steif", starke Schmerzen in Kreuzgegend, ausstrahlend in beide Beine. Zahlreiche Injektionskuren, mehrere Serien von Infiltrationen mit Novocain durch Spezialisten, Bäderkur, Massagen usw. ohne Erfolg. Patientin völlig verzweifelt. Hier wurde die Mayr-Kur kombiniert mit spezifischen Massagen (Gelotrypsie) des bestehenden schweren Weichteil-Rheumatismus*). (Massagen haben nur dann Erfolg, wenn durch gleichzeitige Darmreinigung die ausmassierten Ablagerungen durch den bestehenden ableitenden „Sog" nach außen mit Stuhl und Harn ausgeschieden werden. Ohne diesen Sog verbleibt ein wesentlicher Teil der aufgerührten Gifte im Körper und lagert sich allmählich wieder ab.)*

Nach 8wöchiger Kur ist Patientin fast voll beweglich, agil und frisch, Beschwerden nur bei Witterungswechsel. Das Kontroll-Röntgenbild zeigt statische Normalisierung der Wirbelsäule. Lediglich die Lendenwirbelsäule weist noch Fehlstellungen auf, was noch Unsicherheit und Schwäche im rechten Bein verursacht. Nach einigen Behandlungen durch einen chiropraktischen Arzt (s. S. 35) ist absolute Bewegungsfreiheit wiederhergestellt, Stock wurde nie mehr benötigt.

Fall 12: *V e r l e g e r , 58, Sämannhaltung, fühlt sich nicht krank und nicht gesund. Leistungsschwäche, Konzentrationsschwierigkeit, „Ermüdungsanfälle", lebensüberdrüssig, ohne hierfür Gründe angeben zu können. Stuhl regelmäßig. Charakteristischer Fall starker „Selbstvergiftung vom Darm". Bisherige medikamentöse Therapien ohne jeden Erfolg. Während der Kur wiederholte Krisen mit Depressionszuständen bis zur Verzweiflung unterbrochen von Tagen, erfüllt mit Lebensmut, Fröhlichkeit und enorm gesteiger-*

---

*) s. GUGGI, F.: „Der Weichteil- oder chemische Rheumatismus". Wien — Bonn 1957. Verlag Maudrich.

ter Arbeitskraft. An Krisentagen elend, wie verfallen aussehend, graue Gesichtsfarbe. Ausscheidung übelriechender zersetzter, mißfarbiger Kotmassen. Nach 5 Wochen Kur noch blaß aber schon überaus leistungsfähig, 2 Monate nach Kurende gesund, straff, kraftvoll, depressionsfrei).*

Fall 13: *Verkäuferin, 41, seit 2 Jahren Furunkulose. Ein Furunkel folgt dem nächsten, mal im Nacken, Achselhöhle, auf der Brust, am Bauch und besonders um After und äußeres Genital. Patientin lebensüberdrüssig. 3wöchiger Spitalaufenthalt, keine Ursache aufdeckbar; trotz dortiger Diätbehandlung, Vitamin-Injektionen, Penicillin, Streptomycin, Eigenblut und Terramycin treten noch neue große Furunkel auf. Nach 9wöchiger Mayr-Kur (ohne jede andere Therapie) endgültig geheilt.*

Fall 14: *Schülerin, 12, unterentwickelt, seit 2 Jahren ständig zunehmende Blutarmut. Trotz zweifachen Spitalaufenthaltes und anschließender Behandlung durch Ärztin des Gebirgsortes, in dem Patientin lebt, fällt die Zahl der roten Blutkörperchen auf 2 560 000 und der Hämoglobinwert auf 50 %. Die Untersuchung nach der Diagnostik Dr. Mayrs ergibt schweren Dünndarmschaden. (Die mit der Nahrung genossenen blutbildenden Bestandteile können dadurch vom Körper nicht richtig verwertet werden.) Die gleichzeitig bestehende Stuhlverstopfung wurde nicht beachtet beziehungsweise gelegentlich mit Abführtabletten „behandelt". Nach 4 Wochen Mayr-Kur und 6wöchiger Übergangskost bereits 3 480 000 rote Blutkörperchen und Hb-Wert 62 %, nach weiteren 3 Monaten mit 4 100 000 und Hb 72 % in bester Entwicklung zu endgültiger Normalisierung.*

Fall 15: *Hausfrau, 40, kinderlos, wünscht sich seit Jahren ein Kind. Linker Eierstock wegen Cyste operativ entfernt, rechts*

---

*) In der Rezensionskritik eines Wissenschaftlers über obige Fälle heißt es, daß deren Ergebnisse nicht über das Fehlen von Stuhl- und Harnanalysen hinwegtrösten könnten. Da es sich hier aber um eine Einführungsschrift für Nichtärzte handelt, wurden bewußt Analysen nicht angeführt. Im allgemeinen verbessern sich durch die Mayr-Kur die analytischen Detailbefunde entsprechend der Verbesserung des Gesamtzustandes; außerdem sollte es primär auf die echte Gesundung des kranken Menschen ankommen und nicht auf bloße Besserung seiner „Befunde"!

starke Verwachsungen. Nach gynäkologischen Behandlungsversuchen wird Kinderwunsch als aussichtslos angesehen. Die bestehende Dünndarmentzündung und Verstopfung fand keine Beachtung, obwohl sich ja über den Dünndarm die Ernährung der Geschlechtsorgane vollzieht. 2 Monate nach Mayr-Kur, die die Patientin gemeinsam mit ihrem Gatten durchführt, bleibt die Menstruation aus, nach 9 Monaten Entbindung von gesundem Mädchen).*

Unsere lieben Mitmenschen

Bekanntlich gibt es vernünftige und unvernünftige Mitmenschen. Die letzteren sind wahrscheinlich in der Überzahl. Wer das noch nicht wissen sollte, erfährt es, sobald er seinen verschiedenen Bekannten von der begonnenen Entschlackungskur erzählt.

Der angebliche Besserwisser, von Sachkenntnis unbeschwert, fühlt sich dann gleich verpflichtet, seine warnende Stimme zu erheben. Da er selbst ißt, seitdem er lebt, und weil er auch schon Hunger verspürt hat, hält er sich für einen Spezialisten, berechtigt bei einer „Hungerkur" mitzureden**). Seine Ratschläge sind daher die besten, auf jeden Fall besser als die Anordnungen des Arztes.

Der Überbesorgte sieht schwarz: „Das hälst du bestimmt nicht aus!" — „Du wirst ganz vom Fleisch fallen, Nervenanfälle bekommen ... !" usw.

Der Bösartige malt den Teufel an die Wand: „Solche Hungerei kann nur mit Schwindsucht oder Krebs enden!" — „Das ist der gerade Weg zum Friedhof — bei dem Vitaminmangel wird die Darmschleimhaut bestimmt geschwürig ... !" usw.

Das Gegenstück stellt die „liebe Nachbarin" dar, die dem Kurbeflissenen bei jeder Gelegenheit ein „besonders gutes Essen" aufdrängt: „Das kann bestimmt nicht schaden" flüstert sie

---

*) Solche Fälle sind keine Seltenheit. Durch Gesundung des Genitales besteht bei geschlechtlich unterentwickelten oder geschädigten Frauen nach der Kur verbesserte Empfangsbereitschaft. Diese Behandlungswirkung kann durch die Reibesitzbäder nach KUHNE unterstützt werden; siehe Ergänzungsschrift.

**) Die Bezeichnung „Hungerkur" für die Mayr-Kur ist in mehrfacher Hinsicht vollkommen falsch, insbesondere da man bei richtiger Durchführung gar keinen Hunger haben kann.

mit süßester Stimme und freut sich bis in den letzten Winkel ihrer Seele, wenn ihre Versuchung erfolgreich war. Es wäre aber ungerecht, ihr nur Schadenfreude nachzusagen, denn auch der mütterliche Fütterungstrieb und ein durchaus nicht vom Verstande kontrolliertes „Mitleid" spielen eine Rolle.

Am Übelwollendsten sind aber jene stets gefräßigen „Dicken", die vom Neid über das Schlankwerden der anderen übermannt, abfällige und wenig verhüllte böse Worte über „diese schädliche Kur" von sich geben.

Wer die Geschichte kennt, weiß, daß die Reaktion der Zeitgenossen auf Neuerungen, besonders wenn diese an liebgewordenen Gewohnheiten rütteln, stets heftig ablehnend war. Es kann daher nicht wundernehmen, daß die neuartige Darmreinigungskur die Gemüter erregt, weil sie die Diktatur des lieben „Fraßes" und der Genußsucht bricht und den Menschen die Illusion zerstört, wirkliche Gesundung auf mühelosem Wege erreichen zu können.

Obwohl die Statistiken der Lebensversicherungsanstalten längst eindringlich das Gegenteil bewiesen haben, besteht heute immer noch allgemein die irrige Meinung, daß „r u n d e s A u s s e h e n" soviel wie „g e s u n d e s A u s s e h e n" bedeute. Es muß daher Besorgnis, ja Ärgernis erregen, wenn der Gesundende Fettpolster, Doppelkinn und Kugelbauch verliert und durch sein „schlechtes Aussehen" dem herkömmlichen „Gesundheitsideal" die Gefolgschaft aufsagt.

Da weder die Unvernünftigen, noch auch die Taktlosen aussterben, empfiehlt es sich, nur dann von der Kur zu erzählen, wenn man Verständnis voraussetzen kann.

Zum Glück gibt es auch v e r n ü n f t i g e M i t m e n s c h e n. Sie wissen ihre Angehörigen oder Freunde unter ärztlicher Kontrolle, reden als Laien nicht drein und unterstützen sie bei der Einhaltung der Kurvorschriften.

Die s e h r V e r n ü n f t i g e n machen die Kur mit. Es verdoppelt den Erfolg, wenn eine ganze Familie geschlossen Dr. MAYRS Weg geht. Das Erlebnis kettet die Gemeinschaft zusammen; der Haushalt wird vereinfacht und wirtschaftlich spürbar entlastet. Letzteres gilt auch für die Zukunft, weil der durch die Diätkur gesundete Mensch von sich aus bescheidener und weniger zu essen pflegt.

Was solche Rationalisierung der Ernährung im Sinne Dr. Mayrs für ein ganzes Volk ausmachen würde, ist heute noch nicht abzusehen. Da sich die Menschen dann nicht mehr krank essen würden, könnte die Verbesserung des Gesundheitszustandes Steigerung der allgemeinen Leistungs- und Arbeitsfähigkeit mit sich bringen. Milliarden würden erspart werden, die heute für ein Übermaß an Nahrungs- und Genußmitteln verausgabt werden, die gigantischen Ausgaben für Medikamente und sonstige Heilungskosten, Krankenfürsorge und andere Sozialleistungen würden sich vermindern und ungezählte Millionen Arbeitsstunden, die durch ernährungsbedingte Krankheiten verloren gehen, könnten der Gütererzeugung zugute kommen. Dr. Mayr hat in seinen Werken diese Auswirkungen eingehend behandelt und ungeahnte Perspektiven eröffnet.

Die neuen Erkenntnisse erbringen ihren schönsten Segen, wenn Ehepartner, die sich Kinder wünschen, noch vor deren Zeugung ihren Körper innerlich reinigen. Die Fortpflanzungsorgane können sich regenerieren, schädliche Substanzen sich abstoßen, bevor sie noch der Frucht weitergegeben werden. Der mütterliche Leib als zukünftige Heimstätte wird noch vor Einzug eines neuen Wesens gesäubert und aufnahmebereit gemacht und das mütterliche Blut, durch 9 Monate einziger Lebensquell der Frucht, gereinigt. So bewirkt es günstigere vorgeburtliche Entwicklung, gesünderes Gedeihen im Leibe und verbesserte Milchproduktion zur Stillzeit.

Die körperliche Reinigung der wissenden jungen Frau müßte ihr zum inneren Gebot werden.

Vitamine und Arzneien

Während der kargen Zeit des letzten Krieges verschwanden bei Millionen Menschen verschiedenste, oft langjährige Gebrechen; die Erkrankungszahlen vieler Leiden gingen rapide zurück. Nach Statistiken der Gesundheitsämter hörte diese „gesunde Zeit" bald nach Wiederkehr normaler Verhältnisse auf, und die alten, durch üppige, fette und zuckerreiche Ernährung bedingten Krankheiten traten wieder massenweise in Erscheinung: Angina pectoris, Hochdruck und Schlaganfall, Arterienverkalkung, Magen- und Gallenblasenleiden, Fettleibigkeit, Gicht, Diabetes, gynäkologische und hormonelle Störungen usw. werden immer häufiger und entwikkeln sich zu Geißeln der zivilisierten Menschheit.

Es gibt wieder Vitamine in Hülle und Fülle. Solange aber Vielesserei und üppige Kost auf der Tagesordnung bleiben, werden auch sämtliche vitaminhaltige Lebensmittel die Verschlechterung des allgemeinen Gesundheitszustandes nicht aufhalten. Im Gegenteil! Es ist nicht nur ein vergebliches Bemühen, den Körper ungehemmt mit Vitaminen zu „überschütten". Die durch Vitaminreklame und Rohkostapostel derzeit moderne Vitaminsucht (täglich schüsselweise Salat und Berge von Obst) erbringt, was noch kaum bekannt ist, mannigfache Gesundheitsschäden, die sich mit der Diagnostik Dr. MAYRS an Darm (Reizung, Blähung), Leber (Schwellung), Gefäßen (Erweiterung bis Kapillarlähmung) und anderem nachweisen lassen. Überreichliche Vitaminkost zersetzt sich im Darm, besonders intensiv natürlich beim — bewußt oder unbewußt — Verdauungskranken. Bei extremen Rohköstlern findet man sogar dieselbe blaurote Verfärbung von Nase und Ohren wie bei Säufern. Die überreichliche Rohkost vergärt im Darm wie in einem Maischebottich, und die sich bildenden alkohol-fuselartigen Gärungsgifte verrichten unbemerkt ihr tägliches Werk. Die heute übliche Auffassung, man könne gar nicht genug Vitamine essen, ist daher genau so falsch wie etwa die Meinung, man könne sich gar nicht genug der prallen Sonne aussetzen. Über das Naturgebot des bescheidenen gesunden Maßes hinausgehend ist in der Vitaminfrage das Inordnungbringen des Darmes das Grundlegende.

Der gesunde Mensch kommt mit relativ geringen Vitaminmengen völlig aus. Auch während der „Mayr-Kur" entsteht kein Mangel, da sich die Aufnahmefähigkeit des Darms derart verbessert, daß erfahrungsgemäß die zugeführten Wirkstoffmengen ausreichen. Während der Kur gesondert Vitamine zuzuführen, wie durch Obstsäfte oder Vitamindragées, stellt einen Kunstfehler dar und ist strengstens verboten! Der Darm muß jetzt sparen und auch für später rationell wirtschaften lernen. Gleichlaufend mit dem Kurfortschritt erholt sich auch die Darmbakterienflora, die zahlreiche Vitamine wie B_1, B_2, Biotin, Nikotinsäureamid, Folsäure und B_{12}, ferner Vitamin K und andere produziert. Hierfür folgendes Beispiel:

Fall 16: *Langjährige Rohköstlerin, 45, kam wegen ständig blutenden Zahnfleisches in Behandlung. Diagnose: Ausgesprochener Vitamin-C-Mangel, hochgradig erschlaffter Dünndarm (!). Patientin erhielt lediglich Milch, Semmeln und Tee, dazu den Saft einer halben Zitrone täglich, also einen Bruchteil der bisher zugeführten Vitamin-C-Menge. Nach 3 Wochen Schonkur kein spontanes Bluten des Zahnfleisches mehr, nach 4 Wochen nicht einmal beim Zähneputzen. Nach 6 Wochen Kurverlauf geheilt.*

Solche Fälle lehren uns, das Vitaminproblem von seiner ausschlaggebenden Seite her zu betrachten.

Der bekannte Lebensreformer Werner ZIMMERMANN, ein bis dahin großer Verfechter der Rohkosternährung, schreibt zu obigem Kapitel*):

„*Als wir, meine Frau, einige Freunde und ich, uns im Januar 1960 auf Mayr-Kur umstellten, machten wir ähnliche Erfahrungen. Drei junge Frauen haben 10 Jahre lang streng teils nach* BIRCHER *und* KOLLATH *und teils nach* WAERLAND *gelebt, sehr treu und begeistert, weil sie bestimmte hartnäckige Leiden überwinden wollten. Zwei litten an hartnäckigem Handekzem, die dritte an blutendem Zahnfleisch. Schon nach wenigen Tagen Mayr-Kur trat Besserung ein. Nervöse Kinder haben ihre Blähsucht verloren, schlafen ruhiger und erwachen zufrieden. Solche Erfahrungen machen es mir zur Pflicht, mich offen für die neuen Erkenntnisse einzusetzen. Wahrheit will jeden Tag neu erlebt sein.*"

Von der Medikamentensucht

Die rechte Arznei, richtig angewendet, unterstützt wirkungsvoll die Gesundung des Menschen, vorausgesetzt, daß er gleichzeitig seine schädlichen Gewohnheiten aufgibt.

Indessen lassen sehr viele alles schön beim alten und erwarten ohne eigenes Hinzutun vom Medikament allein die Heilung. Sie müssen daher, auf die Dauer gesehen, sehr oft enttäuscht werden.

---

*) ZIMMERMANN, Werner: Schon morgen gesunder! Heilende Kost. München 1969. Drei-Eichen-Verlag Hermann Kissener.

Die Krankheitssymptome werden zwar, solange man die Mittel nimmt, unterdrückt oder betäubt, das Leiden jedoch bleibt, wenn es sich nicht noch verschlimmert. Auf diese Weise werden zahlreiche Menschen von Chemikalien abhängig und glauben, ohne diese nicht mehr leben zu können. Sie gewöhnen sich daran und müssen die Dosis erhöhen. Der Dauerverzehr vieler Mittel kehrt aber den Nutzen der Arznei um zum Fluch der Medikamentensucht. Chronische Vergiftungen, die sich in Form organischer Schäden (Verdauungs- und Blutleiden, Allergien und anderen) oder als funktionelle Störungen des Nervensystems äußern, sind häufige Folgen. Allein in Österreich wurden zum Beispiel im Jahre 1954 verbraucht:

80 Millionen schmerzstillende Tabletten, 30 Millionen Aspirintabletten, 40 Millionen Schlaftabletten, 50 Millionen Abführtabletten usw., usw. In Westdeutschland stehen heute 35 000 verschiedene (!) Arzneipräparate in Massenverwendung*). In England werden jährlich 1,75 Milliarden Beruhigungstabletten eingenommen**).

Diese Zahlen dürften genügen, um das erschreckende Ausmaß einer nicht mehr sinngemäßen Krankheitsbehandlung zu illustrieren, die zwar dem Verlangen des Durchschnittspublikums, keiner Annehmlichkeit vorübergehend entsagen zu müssen, entspricht, jedoch dem tatsächlichen Bedürfnis des kranken Organismus völlig zuwiderläuft.

Der Medikamentenmißbrauch mit seinen heute bereits sehr ernsten volksgesundheitlichen und wirtschaftlichen Auswirkungen wird von den Krankenkassen vielfach durch Erschwerung der Verschreibung zahlreicher Medikamente zu drosseln gesucht. Das ist aber nichts anderes als ein „Weinen am falschen Grab!“

Nur Aufklärung und Erziehung schon von der Schulbank an zu einer gesunden Ernährungs- und Lebensordnung sowie Förderung naturgemäßer Heilverfahren, welche die übliche Verschreibung von Arzneien, oft schon bei geringfügigen Anlässen, vermeiden und unnötig machen, stellen die Voraussetzung zur Behebung

*) Näheres in „Medikamentensucht“, Schrift d. Öst. Arb.-Gem. f. Volksgesundh.
**) Österr. Ärzteztg. 18/IX. 1958. Diese Zahlen sind seither von Jahr zu Jahr bis heute rapide weiter angestiegen [1970]. Und bis heute (1979) geht der Anstieg unentwegt weiter!

des Medikamentenmißbrauchs und zur Hebung der Volksgesundheit dar. So wäre es unmöglich, daß Krankenkassen wegen der Medikamentenkosten bei Grippewellen in Millionendefizite geraten könnten. Die allermeisten Grippefälle sind auch mit sinngemäßer Wasser- und Schwitzanwendung ohne Medikamente zu kurieren*). Enorm wird hingegen der Medikamentenverbrauch, wenn bei „Erkältungskrankheiten" nur Medikamente genommen werden und dann später weitere Medikamente, die die Aufgabe haben, den Schaden, den die ersten Medikamente verursacht haben (zum Beispiel Magen-Darm-Störungen, Gastritis, Dysbakterie, Leberschaden, Allergie) wieder einzurenken usw. — Die Gesundheitsmedizin Dr. MAYRS geht hier einen grundlegend anderen Weg**).

Kurabschluß und -wiederholung

Die schwierigste Zeit der ganzen Kur ist meist ihr allmählich erfolgendes Ausklingenlassen. Gerade jetzt darf man nicht leichtsinnig werden, sondern muß gründlichst alle Vorschriften einhalten und noch gründlicher als bisher einspeicheln und kauen. Die kleinsten Diät- und Eßfehler machen sich jetzt heftig bemerkbar. Die frisch erneuerten Schleimhäute sind noch zart und reagieren auf derzeit Unbekömmliches, zum Beispiel die „kratzende" Zellulosekost, mit intensivem Wundgefühl. Besonders schwere, hartnäckige Fälle kommen auch oft erst jetzt in die Krisenphase. Natürlich müssen diese Patienten — anstatt in Resignation und Enttäuschung zu fallen — die Ursachen erfassen und gerade jetzt besonders gewissenhaft mitarbeiten, um zu einem um so besseren Ergebnis zu kommen. In der Übergangszeit wird der Arzt fragen, welche Bedürfnisse jeder einzelne hat, und wird danach im Rahmen des Möglichen mittels seiner Diagnostik die Kosterweiterung lenken. Ziel ist jene Er-

*) Im Kapitel „Grundbehandlung fieberhafter und anderer akuter Behandlungen" in der Ergänzungsschrift „Die Blut- und Säftereinigung" werden diese Maßnahmen systematisch besprochen.

**) Man sollte annehmen, daß die Krankenkassen ihre Patienten unterstützen, wenn sich diese naturgemäßer Heilverfahren, wie der MAYR-Kur unterziehen. Schon aus Ersparnisgründen sollte es im größeren Interesse der Kassen liegen, wenn ein beachtlicher Teil aller Behandelten dadurch grundlegend gesünder und weitgehend oder gänzlich befreit wird von der Notwendigkeit der Einnahme vieler und teurer Medikamente. Leider werden diese Zusammenhänge vielfach noch völlig übersehen.

nährungsweise, die der Verdauungskraft des einzelnen künftig am zuträglichsten ist.

Auch der Zubereitungsart kommt jetzt besondere Bedeutung zu. Die im Buch „MILDE ABLEITUNGSDIÄT" beschriebenen Nahrungsmittel und deren Zubereitung sind eigens für eine möglichst nahtlose Ausleitung aus strengeren Diätformen entwickelt worden und eignen sich besonders für den Magen-Darmempfindlichen. Man vergesse aber nicht, daß jetzt nicht mehr die gierige Einnahme größerer Speisemengen den erwünschten Genuß bereiten soll, sondern das Auskosten und Ausschmecken jedes Bissens. Die Qualität soll die Quantität ablösen. Daher kommen jetzt auch viel mehr als bisher die Instinkte, das Verlangen nach bestimmten einfachen natürlichen Lebensmitteln zum Vorschein, die man entsprechend beachten muß. Früher beliebte Gerichte werden vielfach abgelehnt; wie fette Braten, Speck, Back- und Zuckerwerk, Süßspeisen, kompliziert und raffiniert zusammengestellte Gerichte. Auch Schokolade, Alkohol, Likör, Bohnenkaffee büßen um so mehr ihre ungesunde große Anziehungskraft ein, je gesünder der Organismus wurde. Der richtige Kurabschluß bestimmt erst den Kurerfolg und gibt die Voraussetzung für eine künftig wesentlich gesündere Ernährungsweise. Der MAYR-Arzt gibt dafür die individuellen Richtlinien.

Die Kurwiederholung

So erfolgreich sich die Schonkur bei der Ausheilung selbst schwerster, ja fast hoffnungsloser Fälle bewährt hat, müßte ihr Hauptanwendungsgebiet dessen ungeachtet in der Wiederholung zum Zwecke der Krankheitsverhütung und Erhaltung der Gesundheit liegen. Vorbeugen hat immer den Vorrang vor Heilen! Der heutige Mensch sollte mit der gleichen Selbstverständlichkeit, mit welcher er seine gewohnte äußerliche Körperreinigung durchführt, regelmäßig, und zwar in den meisten Fällen einmal im Jahr, seinen Körper durch eine Darmschonkur auch innerlich reinigen und ertüchtigen.

Gefahren der Selbstbehandlung

Kein Mensch wird es sich einfallen lassen, sein eitriges Geschwür selbst operativ zu eröffnen, seinen Knochenbruch selbst einzurichten oder sein krankes Herz nach einem ärztlichen Rezeptbuch selbst zu kurieren. Aber viele Laien glauben, die tiefeingreifenden Diät- und Ernährungstherapien auf eigene Faust ausprobieren zu können, da sie ihnen einfach und harmlos erscheinen. Sie übersehen, daß solche Behandlungsarten aus gutem Grund längst zu einem ärztlichen Spezialgebiet geworden sind, da sie tiefgehender in den Organismus eingreifen und zielsicherer an der Wurzel der Übel anpacken als die meisten anderen Therapien. So erfordern sie auch besondere Erfahrung und Wissen, da alles, was viel nützen kann, falsch angewendet, auch entsprechenden Schaden anzurichten vermag.

Zu groß ist bereits die Zahl derer, die durch Studium verschiedener Schriften, wie zum Beispiel „Waerlandkost hat uns gerettet!" sich in ungeahnt gefährliche Abenteuer eingelassen haben; nach anfänglicher Besserung sind sie oft später in katastrophale Zustände hineingeschlittert.

Die Gefahren einer anderen, falsch durchgeführten Diätkur, sogar von drei nichtspezialisierten Ärzten im Selbstversuch unternommen, wurden mit ihrem unglücklichen Ausgang unlängst in einer medizinischen Schrift behandelt*).

Gleiches gilt naturgemäß für die Mayr-Kur.

Aus diesem Grund sei hier ein Fall einer allein und falsch durchgeführten Kur angeführt:

Herr, 42, versucht auf Grund einer begeisternden Erzählung eines Freundes, selbständig die Darmreinigungskur durchzuführen. Nach 24 Tagen besonderen Wohlbefindens tritt etwas Schwäche und Müdigkeit (Krise!) auf. Gerade dies faßt er aber als Zeichen des nötigen Kurabschlusses auf, geht sodann ins Gasthaus und verzehrt sein bisheriges Leibgericht, nämlich Gurkensalat (!). In der Nacht schwerste Leibkrämpfe, Magenblutung, Einweisung ins Spital. Operative Entfernung von 2/3 des Magens. —

Anstelle einer nachhaltigen Gesundheitsverbesserung, zu der die richtig gelenkte Kur geführt hätte, trat in diesem und leider auch schon in anderen Fällen von Eigenbehandlung ein Dauerschaden ein. Daher darf die Mayr-Kur nur richtig, mit hierfür ausgebildetem Arzt durchgeführt werden. In vielen Fällen eignet sich ein Kurhausaufenthalt hierfür besonders. Wer aber aus irgendwelchen Gründen keine oder noch keine richtige Kur durchführen kann, der beachte besonders die Anregungen des folgenden Teiles sowie die der Ergänzungsschrift „Blut- und Säftereinigung".

---

*) BISCHOFF, K.: Erfahrungsheilkunde 1958, 8.

III. TEIL

Gesündere Ernährungs- und Lebensweise

Über die richtige Ernährung

Was über Fragen der Ernährung allein im letzten Jahrzehnt geschrieben wurde, könnte Bibliotheken füllen. Es vergeht kein Tag, an dem nicht neue Forschungs- und Versuchsergebnisse veröffentlicht werden*).

Aber die Meinungen gehen vielfach völlig auseinander. Würde jemand alle Nahrungsmittel meiden, denen jemals eine gesundheitswidrige Wirkung zugeschrieben wurde, müßte er buchstäblich vor vollen Schüsseln verhungern.

Ähnliches gilt für den Irrgarten der verschiedenen sogenannten Ernährungssysteme, Punktdiäten und-kuren. Objektiv, das heißt, gemessen an den Zeichen der Gesundheit nach MAYR (vergleiche Abb. 2 und 3), erbringen sie sehr selten Dauererfolge und können es auch kaum, da die Voraussetzung für richtige Ernährung, nämlich ein gesunder, das heißt gereinigter und voll leistungsfähiger Verdauungsapparat dadurch nicht erzielt wird und von vorneherein fast bei keinem Menschen anzutreffen ist. Ernährung ist, wie Dr. MAYR betont, nicht mit Nahrung gleichzusetzen, sondern Ernährung ist nach der Formel:

Ernährung = **N**ahrung × **V**erdauung

das Produkt aus dem Faktor Nahrung und dem Faktor Verdauung. Solange aber der Faktor Verdauung nicht einwandfrei ist, kann der Körper nie vollkommen ernährt werden. Daher schafft erst die Gesundung des Verdauungsapparates die Voraussetzung für gesündere Ernährung des Organismus.

---

*) Die Zeitschrift „Nutrition, Abstracts and Reviews" referiert im Jahre durchschnittlich 16 000 Arbeiten über Ernährungsprobleme.

Mit dieser Gesundung müssen die Einrichtungen der Natur, die für richtige Ernährung des Körpers zu sorgen haben, aus ihrer Verkümmerung beziehungsweise krankhaften Verbildung befreit werden:

Wie sich das in freier Wildbahn lebende Tier ohne Kenntnis von Ernährungssystemen so richtig zu ernähren vermag, daß die Dauer seines Lebens ein Vielfaches seiner Wachstumsperiode erreicht, besitzt auch der Mensch von Natur aus Anlagen, die als Wähler der Nahrung und Regler der Nahrungsaufnahme ihn richtig lenken sollen:

1. Die Wähler der Nahrung

a) **Der Gesichtssinn** soll zum natürlich Farbfrohen, Gesunden, Reifen und Frischen hinziehen und das Unschöne, Unreife, Welke, Abgelagerte und Verdorbene ablehnen lassen. Wir ziehen daher die rotwangigen und goldgelben Äpfel, die purpurroten Erdbeeren und blauschwarzen Heidelbeeren ihren unreifen, unscheinbaren Geschwistern vor. Die Abschätzung der Nahrung durch den Gesichtssinn erleidet in ihrem Wert heute empfindliche Einbuße, da in unverantwortlicher Weise noch immer eine Unzahl von Lebens- und Nahrungsmitteln chemisch gefärbt und „kosmetisch" behandelt werden (vergleiche chemisch gefärbte Orangen, Zitronen, künstlich gefrischtes Gemüse usw.). Jedenfalls vergesse man nie, daß frische, reife, naturbelassene Lebensmittel immer das Gesündeste sind. So ist Salat, vom Garten unmittelbar auf den Tisch gestellt, gesünder als jener, der den Weg über Groß- und Kleinverteiler zurückgelegt hat.

b) **Der Geruchssinn** soll zu angenehm duftenden Lebensmitteln hinziehen, daß uns das „Wasser im Munde zusammenrinnt", und vor unangenehm Riechendem, weil Schadhaftem und Zersetztem, warnen. Wäre der Geruchssinn beim heutigen Menschen noch ursprünglich feinsinnig, würde er sich zwangsläufig bei der Speisenzubereitung derart „einschalten", daß sich dadurch die meisten Küchenführungen (besonders die sogenannte bürgerliche Küche!) vorteilhaft ändern müßten. Nach der Mayr-Kur gilt es daher, den nun v e r f e i n e r t e n Geruchssinn gesteigert zu befragen und zu beachten. Wer besser riecht, verdammt alle Gerichte aus der Küche, die fragwürdigen oder schlechten Geruch besitzen: leicht verdorbene oder chemisch präparierte Lebensmittel, zum Beispiel chemisch gedüngter Kohl, grober Blumenkohl, manches Fleisch usw.

c) **Der Tastsinn** der Hände, Lippen, Zähne und Zunge, soll weitere Kenntnis, vor allem über die Konsistenz der Speisen vermitteln; der Temperatursinn wieder soll vor zu Heißem und zu Kaltem warnen. Unzählige Fälle von Magen-Darm-Krankheiten sind auf Abstumpfung des Temperatursinnes zurückzuführen (Gastritis, Enteritis durch Eisdrinks).

d) **Der Geschmackssinn** soll die schmeckbaren Baschaffenheiten, süß, sauer, bitter, salzig und deren Abmischungen anzeigen, soll die Speisen der letzten Prüfung unterziehen und zum Essen oder Ablehnen des Gerichtes raten. Bei gesunden Geschmackssinnen kann es keine chronischen Schnapstrinker und Kettenraucher geben, keine „Gourmands", die sich am „haut goût" ungesunder Gerichte, üppig fetter Braten und Tunken, übersüßter Speisen, schädlicher Konserven usw. delektieren, genauso wie kein Gesunder je auf den Gedanken käme, das Leben aus der Perspektive des Essens allein — etwa „wir leben, um zu essen" — wie es heute so oft üblich ist, zu beurteilen.

Je kränker die Sinne sind, desto instinktloser, abwegiger erfolgt unsere Kostauswahl; desto verkehrter wird aber auch in vielem die Einstellung zum Leben überhaupt. Schließlich wird eine Unzahl von Menschen doch nur deshalb — körperlich und seelisch — krank, weil ihnen fast nur noch das Schlechte, Ungesunde schmeckt.

Gesunden Sinnen aber braucht man nichts zu gebieten und nichts zu verbieten!

Je feinfühliger die Sinne durch regelmäßige Darmschonkuren werden, desto sicherer unterscheidet der Mensch, was für ihn gut und was für ihn zu meiden ist.

Was für die Sinne gilt, gilt auch für

2. Die Schutzreflexe des Verdauungsapparates als Regler der Nahrungsaufnahme

a) **Der Sättigungsreflex** soll anzeigen, mit welcher Menge an aufgenommener Nahrung der Körper genug bekommen hat. Weder ein Zuviel noch ein Zuwenig, sondern nur die richtige Menge ist der Gesundheit zuträglich. Ein richtig funktionierender Sättigungsreflex allein beeinflußt daher den Ernährungszustand des Menschen bestens. Leider ist gerade dieser Reflex beim Durchschnittsmenschen so abgestumpft beziehungsweise irritiert, daß dieser fast nie die richtige Menge zu sich nimmt (s. S. 83 „Wieviel soll man essen?“).

b) **Der Schluckreflex** soll das Schlucken von ungenügend in der Mundhöhle zubereiteten Bissen verhindern, wodurch die Nahrung wieder nach vorne gebracht wird, um sorgfältiger gekaut und eingespeichelt zu werden. Nach Eintritt der Sättigung soll er weiteres Schlucken nicht mehr zulassen, weshalb dann zum Beispiel gesunden Kleinkindern die Nahrung aus dem Munde rinnt.

c) **Der Würgreflex** soll dem Zurückwürgen von bereits geschluckten, aber noch ungekauten, zu großen oder sonstwie schädlichen Bissen zum Schutz von Magen und Darm dienen. Ein abgestumpfter Würgereflex reagiert nur noch bei drohenden groben Schädigungen, wie Fisch mit Gräten, Knochensplittern, allzu scharfen und zu heißen Speisen, Säuren, Laugen bei Verwechslung usw. oder wenn ein Bissen in die „falsche Kehle“ einzudringen droht.

Wären Schluck- und Würgereflexe beim Zivilisationsmenschen nicht erheblich abgestumpft, hätten sich niemals unsere „Mahl“ zeiten, in denen die Bissen von den Zähnen gründlich zermahlen werden sollten, allgemein zu regelrechten „Schling“ zeiten umwandeln können!

d) **Der Brechreflex** soll ebenfalls den Körper schützen, indem er schädliche Gerichte zum Mund hinausbefördert. Die Entwicklung vom Säugling, der noch erbrechen kann, über den Firmling, dem nur mehr totübel wird, bis zum älteren Jubilar, der anscheinend spurlos den üppigen (und schädlichen) Festschmaus übersteht, zeigt die übliche Abstumpfung dieses Schutzreflexes. Diese Entwicklung stellt keinen Gewinn dar, denn wo Einzelschäden nicht sofort abreagiert werden können, müssen sie sich später einmal, in ihrer Gesamtheit, unverhofft als schwerbelastete Abschlußrechnung präsentieren.

Im Gegensatz zur allgemeinen Auffassung ist somit nicht jener Magen der gesündeste, der nie auf Eßfehler reagiert. Gerade Allesfresser und „Magenathleten“, die scheinbar selbst Kieselsteine vertragen könnten, neigen erfahrungsgemäß oft zu schweren Magenleiden.

Die Sinne und die Schutzreflexe des Verdauungsapparates können *nur in einem durch wiederholte Darmschonkuren gereinigten Organismus richtig funktionieren und einen verbesserten Ernährungszustand des Menschen mit seinen günstigen Auswirkungen auf Gesundheit und Lebensfreude mit sich bringen.*

Die richtige Ernährung

richtige Nahrungswahl durch Sinne als **Wähler der Nahrung**		richtige Regelung der Nahrungsaufnahme durch Schutzreflexe als **Regler der Aufnahme**		richtige Nahrungsverwertung durch gesunden **Verdauungsapparat**		
Gesichtssinn Geruchssinn Tast-, Temp.sinn Geschmackssinn	→	Sättigungsreflex Schluckreflex Würgreflex Brechreflex	→	in Mundhöhle, Magen-Darmtrakt, d. Drüsensäfte (Leber u. a.)	→	Richtige Ernährung des Organismus **Gesundheit**

Wie soll man essen?

Der amerikanische Kaufmann Horace FLETCHER war bereits mit 40 Jahren nahezu völlig arbeitsunfähig und vergreist. Sein Antrag auf Lebensversicherung wurde abgelehnt. Sämtliche ärztlichen Behandlungen bewirkten keine Besserung. Da begann er auf Rat eines besonders gesunden Freundes, alle Speisen so konzentriert zu kauen und einzuspeicheln, daß diese nur verflüssigt in den Magen gelangten. Dazu benötigte er pro Mahlzeit rund 2 500 Kauakte*).

Allmählich ließ sein Schlundring nur mehr bestens gekaute und eingespeichelte Nahrung passieren (Gesundung des Schluck- und Würgereflexes) und sein Magen fühlte sich mit geringeren Mengen gesättigt (Gesundung des Sättigungsreflexes). Die Sättigung hielt wesentlich länger an. Das Verlangen nach eiweißhaltigen Nahrungsmitteln, scharfen Speisen, nach stark gesüßten Gerichten, Alkohol, Kaffee und Tee ließ deutlich nach, während er nun verschiedene einfache und naturbelassene Lebensmittel bevorzugte (Gesundung der Wähler). Besorgte Freunde**) warnten FLETCHER auf sein scheinbar verschlechtertes Aussehen und seinen Gewichtsverlust hinweisend. FLETCHER blieb jedoch konsequent. Nach 5 Monaten eiserner Kaudisziplin waren alle Beschwerden verschwunden und sein Wohlbefinden war auf ein bisher ungekanntes Ausmaß gestiegen. Mit 50, ja 60 Jahren stellte er Kraft- und Dauerleistungsrekorde auf, wobei er von etwa 1 600 Kalorien am Tag lebte, im Gegensatz zu den von wissenschaftlichen Autoritäten für nötig erachteten 3 400! Überprüfungen durch mehrere Professoren und Ernährungsphysiologen ergaben eine ausgeglichene Stoffwechsellage und ausgezeichnete Spannkraft und Ausdauer***).

Da das Beispiel FLETCHERS sich aber nicht von jedermann gleichermaßen erfolgreich wiederholen läßt, kann es nicht zur kritiklosen Nacheiferung empfohlen werden. Allgemein gültig ist jedoch die Tatsache, daß durch besseres Kauen und Einspeicheln des Essens allein wesentliche Entlastung des Verdauungsapparates und

*) „Wie ich mich im Alter von 60 Jahren wieder jung machte“ von Horace FLETCHER. Deutsche Bearbeitung Dr. v. BOROSINI, Leipzig. Edmund Demme Verlag.

**) s. S. 67 „Unsere lieben Mitmenschen“.

***) Überprüfungen durch Prof. FOSTER, Prof. GOWLAND-HOPKINS, Univ. Cambridge, Prof. PICKERING-BOWDITSCH, Prof. CHITTENDEN, Yale-Univ., Prof. FISHER u. a., zitiert nach FLETCHER.

damit wesentliche gesundheitliche Verbesserung erzielt wird.

Darüber hinaus gehören zum richtigen Essen innere Ruhe und behagliche Atmosphäre. Die Hausfrau dürfte Ärger, Sorgen und Nöte erst nach der Mahlzeit berichten und auch der Mann sollte seine etwa abfällige Kritik über die aufgetischten Gerichte zumindest für später aufschieben. Auch andauerndes Reden lenkt vom Essen ab und verleitet zum Hinunterschlingen. Essen während der Arbeit, beim Lesen, Fernsehen oder gar, um einen Ärger „hinunterzuschlucken", ist schädlich!

Merksätze für richtiges Essen

1. *Nimm Dir genügend Zeit!*
   Mindestens 1/2 Stunde!
2. *Richte die Speisen appetitlich an!*
3. *Iß langsam, in Behaglichkeit und Muße!*
4. *Nimm nur kleine Bissen in den Mund!*
5. *Kaue sorgfältig und speichle jeden Bissen ein!*
   Gut gekaut ist halb verdaut!
6. *Genieße jeden Bissen ausschmeckend!*
7. *Wende Deine Aufmerksamkeit allein dem Essen zu!*
   Entziehe dich jeder Ablenkung und Störung
   (Zeitung, Diskussionen, Fernsehen = Gift!)
8. *Sorge für ein kaufähiges Gebiß!*
   Ein passendes künstliches ist schlechten eigenen Zähnen überlegen!

Wieviel soll man essen?

Herden wissen, wann sie heim sollen,
und gehn dann aus dem Gras.
Der Unkluge ahnt aber nie
Seines Magens Maß.
Edda

In einem altägyptischen Papyrus, der vor etwa 5700 Jahren verfaßt wurde, ist zu lesen:

„Die meisten Menschen essen zuviel. Von einem Viertel dessen, was sie verzehren, leben sie, von den restlichen drei Vierteln leben die Ärzte."

Und der römische Schriftsteller PLINIUS schreibt:

„Es ist der Bauch, für dessen Befriedigung ein großer Teil der Menschen arbeitet — und der die meisten Leiden für die Menschheit bringt."

Daran hat sich bis heute nichts geändert.

Das rechte Mengenmaß beim Essen ist für den Menschen nicht allgemeingültig errechenbar. Es hängt von individuell verschiedenen Faktoren wie Verdauungskraft (Kostauswertung), körperlicher und geistiger Betätigung, Alter, Geschlecht usw. ab. Die für jeden zuträglichste Menge können nur intakte Sättigungsreflexe anzeigen. Da diese zumeist verkümmert sind, verfügt der durchschnittliche Esser nicht mehr über das Gefühl, wann er aufhören soll, sondern ißt in der Regel solange weiter, bis er ein Völlegefühl verspürt. Dieses hat aber mit dem Haltesignal des gesunden Sättigungsreflexes nichts mehr gemein.

Mäßigkeit ist das Grundgesetz zur richtigen Auswertung. Wenn alle Menschen gut kauen würden, dann kämen sie bald zur besseren Einschätzung der für sie passenden Nahrungsquantität. Besonders die Schonkur belebt die Sättigungsreflexe. Meist wird der Mensch ein Wenig-Esser, manchem genügt sogar die Hälfte der vordem verzehrten Nahrung. FLETCHER kam sogar mit einem Drittel aus und stellte dabei Kraftrekorde auf.

Es gibt aber auch Menschen, die zu wenig essen. Auch für sie gilt es, durch Gesundung der Ernährungsorgane die vom Körper benötigte Menge empfinden und aufnehmen zu lernen.

Die ersten Schwierigkeiten mit dem rechten Maß äußern sich in den

Störungen des kindlichen Appetits

die uns in den Extremen des heißhungrigen, volleibigen Vielfraßes und des appetitlosen, kränkelnden Kindes begegnen. Als Ursachen sind Veranlagung, Erkrankungen und gestörte Umweltbedingungen, vor allem aber grobe Erziehungsfehler bei der Ernährung des Säuglings, Klein- und Schulkindes verantwortlich zu machen.

Die chronische Appetitlosigkeit findet sich, abgesehen von Fällen besonderer Erkrankung, wie Wucherungen im Nasen-Rachen-Raum, chronischer Mandelentzündung, Magenentzündung, Würmern, Darmträgheit mit Stuhlverstopfung usw., vorwiegend bei dem Kind, das ständig zum Essen genötigt wird und die bittere Erfahrung gemacht hat, daß es nicht essen darf, sondern essen muß. Je mehr das Essen aufgezwungen wird, desto größer wird der Widerwille.

Daher sollten Kinder nicht lange gefragt werden, ob sie noch essen wollen. Je mehr die Umgebung des Kindes ihre Anteilnahme und ihr Interesse an der verzehrten Nahrungsmenge verliert, um so natürlicher und ungezwungener paßt sich die Aufnahme dem tatsächlichen Bedürfnis an. Auch sollen Kinder bei gemeinsam eingenommenen Mahlzeiten immer nur kleine Portionen vorgesetzt bekommen, die sie eventuell nachfordern können.

Hingegen verschlechtern Süßigkeiten, Schleckereien, Naschwaren, Zucker, während und zwischen den Mahlzeiten verabreicht, den meist schon bestehenden Verdauungsschaden, verderben die normale Appetitentwicklung und verursachen schlechten Magen, Darmfloraschaden, Zahn- und Knochenschädigung (Haltung!), Anfälligkeit gegen Krankheit, Faulheit, Konzentrationsschwäche, Nervosität, üble Launen, kurz, zahlreiche Mängel in der körperlich-seelischen Weiterentwicklung.

Chronische Appetitlosigkeit des Kindes kann auch durch Kaufaulheit mitverursacht werden, gefördert durch Speisen in Püree-

Form (Starmix usw.), weil sie den wichtigen Kau- und Einspeichelungsakt entfallen lassen. Auch unregelmäßige Tischzeiten, Mangel an frischer Luft, Übermüdung nach der Schule, familiäre Auseinandersetzung, falsche allgemeine Behandlung des Kindes (das unverstandene Kind!) und Lieblosigkeit stellen Ursachen verschiedener Appetitstörungen und kindlicher Fehlentwicklung dar.

Gegen diese Störungen hat sich die Mayr-Kur, individuell angewandt, jedoch immer mit absolutem Süßigkeitsverbot, bestens bewährt, wobei gleichzeitig die angeführten etwaigen anderen Ursachen abgestellt werden müssen. Erstaunlich ist am Ergebnis, wie notwendig schon beim Kind die Säuberung ist und wie rasch der kindliche und jugendliche Organismus auf die Schonung reagiert. Unter vernünftiger Anleitung halten die Kinder stets willig die Kurvorschriften ein, auch Kinder, die vorher ihre ständigen Näschereien nicht missen wollten. Die noch weniger verbildeten kindlichen Instinkte wirken hierbei hilfreich mit.

Wann und wie oft soll man essen?

Einstweilen, bis den Bau der Welt
Philosophie zusammenhält,
Erhält sich das Getriebe
Durch Hunger und durch Liebe.
SCHILLER

Der Hunger, dieser mächtige Urtrieb, offenbart das Nahrungsbedürfnis des Körpers. Wer den echten Hunger von seinem Trugbild, dem falschen Hunger, das heißt der krankhaften Eßsucht und dem genäschigen Appetit, wohl zu unterscheiden weiß, dem genügt die Regel des chinesischen Weisen LAOTSE:

„Iß, wenn dich hungert, und trinke, wenn dich dürstet!
Merke aber: Alles was darüber hinausgeht, ist von Schaden!"

Wer echten Hunger empfindet, dem läuft bei dem Gedanken an einfache Speisen, an ein gutes Brot, eine Schale Milch oder einen reifen, saftigen Apfel das Wasser im Munde zusammen. Er denkt nicht an Leibgerichte oder Delikatessen, sondern wird mit einfachen, ungekünstelten Lebensmitteln vollauf befriedigt. *Weil echter Hunger das natürliche Verlangen nach Nahrungsaufnahme ausdrückt, ist er niemals von quälendem Mißbehagen begleitet.*

Krankheitszeichen sind hingegen: Heißhunger, Magendruck, schmerzhafter Leerezustand in Magen und Darm, Nüchternschmerz, Übelkeit, Schwindel, „Schwächeanfall". Diese Erscheinungen des krankhaften, falschen Hungers sind nicht durch Nahrungsmangel verursacht, sondern durch eine Selbstvergiftung vom Darm. Fällt nämlich die Nahrungszufuhr zur gewohnten Zeit weg, so wendet sich der kranke Darm inzwischen der dringlichen Aufarbeitung des Darmschmutzes zu, was den Eintritten von Giften in die Blutbahn und obige Beschwerden zur Folge hat. Ißt der Kranke dann wieder. so wird nur mehr die neue Nahrung verarbeitet, während der Darmschmutz liegen bleibt. Die Selbstvergiftung und ihre Erscheinungen gehen dadurch zurück. Daher essen solche Menschen immer wieder, um ihre vermeintlichen Hungersymptome, die jedoch *Krankheitssymptome* darstellen, zu unterdrücken. Solche Menschen glauben, gleich verhungern zu müssen, wenn sie einmal durch einige Stunden nichts oder nur wenig zu sich nehmen. Aber sie irren!

Mit zunehmender Gesundung durch eine *Darmreinigungskur* verlieren sie rasch die Qual des falschen Hungers, lernen das echte Hungergefühl kennen und erfahren somit, *wann* und wie *oft* sie tatsächlich essen sollen, um sich richtig zu ernähren.

Je gesünder die Verdauungsorgane werden, je besser sie die Nahrung auswerten, desto weniger und seltener braucht gegessen zu werden. Schließlich genügen zwei Hauptmahlzeiten; *Zwischenmahlzeiten* sind nicht nur überflüssig, sondern sogar ungünstig.

Zur Frage der

Zuträglichkeit des Nachtmahls

äußert sich Dr. Mayr folgendermaßen: „Wer vor dem Schlafengehen ein reichliches Nachtmahl einnimmt, gleicht einem Lokomotivführer, der seine Maschine vollheizt und darnach in den Schuppen stellt."

Der nächtliche Schlaf hat bekanntlich die Aufgabe, die Leistungsfähigkeit des Organismus wiederherzustellen. Dazu wird die Tätigkeit aller Organe vermindert beziehungsweise eingestellt. Die Muskeln entspannen sich, das Herz schlägt ruhiger, Atmung und Verdauungsvorgänge verlaufen verlangsamt. Das Nachtmahl liegt daher durch Stunden fast unverdaut im feuchtwarmen Verdauungskanal, vergärt oder verfault hier leicht mit Hilfe der Bakterien, wodurch narkoseartig wirkende Gifte in den Blutkreislauf gelangen. Handelt es sich dabei um größere Mengen, so rufen diese anfänglich ein Erregungsstadium hervor (unruhiges Umherwälzen im Schlafe, wiederholtes Erwachen, quälende Träume) und später, gegen Morgen zu, ein Erschlaffungsstadium (bleierner Schlaf, Erschlaffen des Gaumensegels, dadurch Schnarchen, Erschlaffen der Kiefermuskeln, dadurch offener Mund, so daß oft der Speichel das Kopfkissen benetzt). Statt des Morgens frisch und munter aufzustehen, erheben sich solche Menschen mühsam, benommen, erschöpft, wie gerädert oder wie nach einer durchzechten Nacht verkatert. Der Blick in den Spiegel zeigt ein blasses, elend aussehendes Gesicht, die Augen sind verklebt, der Geschmack pappig, die Haare struppig usw.

Man lasse einige Male das Nachtmahl weg und der Gegenbeweis ist erbracht! Der Schlaf wird ruhig und tief, das Erwachen froh und erfrischend.

Dr. Mayr rät daher von der Einnahme des Nachtmahls grundsätzlich ab. Statt dessen empfiehlt er einen Kräutertee mit Zitrone und Honig, dem eventuell etwas altbackenes Weißbrot (da leicht verdaulich) mit oder ohne Aufstrich (dünn Butter, Gervaiskäse, Topfen, Weißkäse, Quark oder dergleichen) oder ein weich gekochtes Ei zugelegt wird.

Besonders ungünstig wirken sich spät abends verzehrte gärungsfähige, schwerverdauliche Lebensmittel aus, wie Obst (der Apfel ist „des Morgens Gold, mittags Silber, abends Blei!"), Gemüse, Hülsenfrüchte und frische Hefespeisen.

Nur wer mangels guter Kostauswertung abends echten Hunger verspürt, soll essen, aber nicht spät, nur wenig und leicht Verdauliches. Auf gründliches Kauen ist größter

Wert zu legen. Ein anschließender Spaziergang, der noch die Verdauungstätigkeit anregt und den Schlaf verbessert, ist besonders empfehlenswert.

Was soll man essen?

Die Kost, die dem Schmied bekommt,
die zerreißt den Schneider.
Volksspruch

Mit diesem Volksspruch allein ist schon ausgedrückt, daß es eine allgemeingültige Ernährungsart nicht geben kann. „Wer a r - b e i t e t wie ein Drescher, der muß auch e s s e n wie ein Drescher!“ erklärte Dr. MAYR, „Wer aber n i c h t arbeitet wie ein Drescher“ — und heute arbeiten die wenigsten so schwer wie Drescher — „der darf auch n i c h t essen wie ein Drescher!“ Damit ist die Nahrungs m e n g e und die Nahrungs a r t gemeint. Der Schwerarbeiter, gar wenn er an frischer Luft arbeitet, benötigt mehr, andere und schwerer aufschließbare Kost als zum Beispiel der Büromensch, der (unfreiwillige) Stubenhocker in schlechter Luft.

Wer die Reinigungskur richtig durchgeführt hat, der will nicht mehr, daß die frühere Ernährungsweise, wie sie vor der Kur bestand, mit ihrem alten Schlendrian wieder einreißt. Die Ernährung soll künftig gesünder werden. Dazu sollen wir das Essen ganz besonders genießen, aber feinsinnig, nicht mehr quantitativ, durch Vielessen und gieriges, hastiges oder nervöses Hinunterschlingen, sondern qualitativ, durch Auskosten und Ausschmecken kleinerer Mengen, und mit der durch Kur, Eßschulung und verfeinerten Sinnen neu gewonnenen E ß k u l t u r. Dabei kann jeder für sich erfühlen lernen, welche Kost er benötigt, was sein Verdauungsapparat gut bewältigen kann und was somit für ihn das Richtige ist. Der wieder erweckte Nahrungsinstinkt verlangt nicht nach den alten Leibgerichten und Schleckereien, sondern nach e i n f a c h e r, g e s u n d e r, m ö g l i c h s t n a t u r b e l a s s e n e r, n i c h t o d e r w e n i g v e r m i s c h t e r K o s t. Diesem echten Bedürfnis soll man nun Folge leisten, während alle theoretischen Kostüberlegungen vergessen werden müssen: N i c h t soll man dauernd Schonkost, Semmeln und Weißgebäck essen, weil diese während der Kur heilsam waren; n i c h t soll man gierig nach besonders vitaminreichen Speisen verlangen, weil Vitamine „soo gesund" sein sollen; und nicht sich um Kalorientafeln, Punkte-Tabellen oder andere Listen bekümmern! Das individuelle Nahrungsbedürfnis und die Verträglichkeit dieser Kost zeigen verläßlicher an, was der Organismus jetzt benötigt. Von individuellen Abweichungen abgesehen und immer abhängig von der individuellen Verdauungskraft wird im allgemeinen als Dauerkost eine gemischte Kost ohne Einseitigkeit gewählt. Viele zieht es jetzt besonders zu Milch und ihren Produkten, z. B. Quark, Gervais, Rahmkäse, abgelagertem gutem Schwarzbrot, nach Wurzel- oder Blattgemüsen, wie Karotten, Petersilie, Schwarzwurzeln, Lattich, Sellerie, Salaten, Spinat und anderen Gemüsearten, möglichst naturbelassen oder englisch zubereitet, nach Kartoffeln, weiters morgens oder vor dem Mittagessen nach etwas Obst, wie Apfel oder Beerenobst, auch in Milch, weiters nach Getreidegerichten, wie Haferflocken, Naturreis, Maisgrieß, Hirse, eventuell mit Sojasauce, aber auch nach Eiern, Fisch, magerem Fleisch (Kalb, Huhn, Rind) usw. Dieser Kostplan kann sich dann nach individuellen Bedürfnissen verlagern oder erweitern. Wer kein Fleisch will soll es meiden, wer Verlangen danach hat, soll es ohne Bedenken essen. Sein Körper braucht es zum Aufbau seiner Gesundheit.

Beim Obst wird das Beerenobst (Heidelbeeren, Erdbeeren, Himbeeren etc.) meist am besten vertragen, es folgen Apfel und Banane (falls nicht gespritzt!); zuletzt und am schlechtesten bekömmlich ist das Kernobst (Weichseln, Ringlotten, Kirschen, Zwetschgen, Marillen usw.). Sie zersetzen sich besonders leicht. Überhaupt ist bei jeder Rohkostnahrung auf größte Bescheidenheit zu achten. Ißt man nur etwas mehr davon, als der Darm gut verarbeiten kann, dann genügt die geringste Menge vom Zuviel (an zum Beispiel Kirschen, Birnen, Salat, Kohl usw.), daß im Darm wilde Gärung entsteht. Fuselbildung, Leber- und Gefäßschädigung, Selbstvergiftung, mit Luftaufstoßen, Kullern im Darm, Leibweh, Leibauftreibung und giftige Blähungen sind die Folge.

Auch Rohsäfte sind ungünstig, weil sie besonders gärfreudig sind. Außerdem werden sie rasch getrunken und somit nicht einmal mit Speichel vermischt, was an sich schon ungünstig ist.

Daher sagt Dr. MAYR: Wäre das Säftetrinken die naturgewollte Art des Obstgenusses, dann hätten wir von Natur aus in der Mundhöhle einen Mixer anstelle der Zähne.

Grundsätzlich sind auch die heimischen Produkte, wie Äpfel, den ausländischen Obstsorten, die unreif gepflückt und auf fremdem Boden gewachsen sind, vorzuziehen.

Je gehaltvoller das Lebensmittel an Wirkstoffen, um so eher zerstört eine zu große Quantität den Wert der guten Qualität!*). Daher bescheiden sein, gerade bei der wertvollen Rohkost!

Schädigend wirkt sich auch die sogenannte bürgerliche Küche aus, mit der kalorienreichen, vielfach totgekochten Kost, mit täglichem Fleischkonsum, üppiger Verwendung von Fett, mit dem vielen Braten, Rösten, Einbrennen, dem schädlichen Panieren, gar von Gemüsen, mit den wertarmen Weißmehlprodukten, Nudeln, Nockerl, Knödeln und gar dem vielen Süßen, Bäckereien und Süßigkeiten.

Man vermeide daher:

1. jegliches Herausbacken aus Fett, Einbrennen, Panieren (daher auch Gemüse nur dämpfen, „englisch" zubereiten!), wie überhaupt alles was besonders fett ist (auch Butter und Öl sparsam verwenden, Schweinefett ganz meiden!) —
2. alles was besonders süß ist (Süßigkeiten sind schädlich, Bildung von Gärungsgiften, Zahngift, Kalkentzug, Vitamin-B-Räuber. Zucker meiden, besonders Kinder! Honig ist gesünder, aber auch nur sparsam verwenden!) —
3. alles was widersteht oder sich als schlecht verträglich, schwer verdaubar, blähend, darmreizend (zu weiche Stühle, Beschmutzung des Afters) erweist, zum Beispiel schwere Gemüse, Hülsenfrüchte, frische und schwere Brote, Obst in unbescheidener Menge, Obstsäfte.
4. frische Hefespeisen —

*) OHSAWA, G.: Das Wunder der Diätetik. Hamburg 33. L. F. Koch.

5. Durcheinanderessen zahlreicher verschiedener Gerichte, etliche Gänge —
6. abgestandenes oder aufgewärmtes Essen (Reste aufessen bei der Hausfrau).

Ebenso falsch ist es:

zu essen, wenn man keinen Hunger hat —
zu essen, wenn man keine Zeit hat —
zu essen, wenn man körperlich oder nervlich übermüdet ist — (erst ausruhen!)

Im Gegensatz dazu pflege man nach der Schonkur bewußt
die neue Eßkultur
durch Essen in Ruhe und Muße —
durch gründliches Kauen und Einspeicheln —
durch Auskosten jedes Bissens (nur was bei 50maligem Kauen immer besser schmeckt, kann gesunde Nahrung sein!) —
durch verfeinertes Genießen —
durch bescheidene Menge (besonders bei lebendiger Kost!) —
durch einfache, möglichst naturbelassene Zubereitung.

Allgemeine Gesundheitsregeln:

Die Grundsätze der Schonung, Säuberung und Schulung besitzen für die Gesundung des Verdauungsapparates und als allgemeingültige Regeln einer gesünderen Lebensführung größte Bedeutung.

1. Die Schonung

Des Menschen wichtigste Schon- und Erholungsphase, der nächtliche Schlaf, dient der Wiedererneuerung der Lebenskräfte. Der tiefe Schlaf vor Mitternacht ist am wirkungsvollsten. Daher: Regelmäßig, zur selben Zeit und nicht spät schlafen gehen!

Das Warnsignal Müdigkeit wiederum weist darauf hin, wann es Zeit ist, seine Betriebsamkeit zu unterbrechen. Wird es nicht beachtet, geraten wir in den Zustand der Übermüdung. Wohl läßt sich dieser durch erhöhten Willenseinsatz oder aufpulvernde Mittel, Kaffee, Alkohol, Kettenrauchen und Drogen scheinbar vertreiben; mehrfach wiederholt führt solcher Raubbau jedoch in das Labyrinth der chronischen Übermüdung, aus dem kein Mensch so leicht mehr herausfinden kann. Große Teile der Stadtbevölkerung sind unter anderem darin gefangen. Daher fehlt ihnen schon die Kraft, sich auch nur stundenweise aus der Nervenmühle des Alltags innerlich zu befreien. Ehrgeiz, Geltungstrieb, übersteigertes Erwerbsstreben, Genuß- und Suchtmittel, andere Leidenschaften, verkehrte Lebensweise, die oft die Nacht zum Tage macht (auch Dauerfernsehen!), rauben jede innere Ruhe, Besinnung und Rast. Die Auswirkungen am vegetativen Nervensystem sind vielfach und vielschichtig. Sie reichen von leichten vegetativen Störungen (Dystonie), die sich in allen Organen bemerkbar machen können über die nervlich-psychischen Beschwerden, Depressions-, Angst- und Krampfzustände, Herz-, Schlaf- und Sexualstörungen, bis zum Tod des Menschen in seinen besten Schaffensjahren. Der Sinn des Lebens wurde hier in Un-sinn verkehrt. So wird die Fehleinstellung zum Leben schlechthin heute zu der übergeordneten Stör- und Krankheitsquelle.

Wie wenige wissen doch eine grundlegende Antwort auf die Frage des Weisen:

„Ich sehe dich in Hast und Eile, mein Freund! Was ist deines Weges Ziel?!"*).

Wie wenige bekümmern sich um einen tieferen Sinn, den sie ihrem Leben geben könnten! Jede Re-ligio oder Rückverbindung mit den höheren Quellen des Lebens ging ihnen verloren oder besteht nur noch zum Schein, in ihrer Ein-bildung. Wo aber der tiefere Sinn des Lebens fehlt, dort fehlt auch Lebensordnung, fehlen Antriebe zu höherem Schaffen, Freude, Glücksempfinden, Harmonie und auch — Gesundheit. Hier schafft nur innere Neuorientierung, das Finden des höheren Sinnes des eigenen Daseins, die für die Heilung notwendige Wandlung. Daher heißt es auch:

*) Bô Yin Râ: Der Weg zu Gott. Zürich. Kobersche Verlagsbuchhandlung.

„Frage nicht mehr nach dem ‚Sinn des Daseins', sondern frage dich, wie dein Dasein durch dich selber Sinn erhalten könne!?"*). Hier kann nur finden, wer willens ist, darnach zu suchen!

Die enge Wechselwirkung seelischer Einstellung und nervlich-organischer Funktionen tritt gerade in der Zeit der inneren Entwurzelung, Hast und Unruhe so deutlich zutage, daß jeder, der echt gesunden will, sie mit berücksichtigen muß. Nur wer in sich geht, kann innere Ordnung schaffen. Seelische Unordnung und Belastung schaffen Krankheiten und Leiden:

Kränkungen können zu Herzleiden führen,
Angst und Sorgen zu Schlafstörungen, nervöser Zerrüttung,
ungelöste Probleme zu Magen-Darm-Geschwüren,
Aufregung zu Gallenanfällen,
dauernde Überbelastung zum Herzinfarkt,
Zornausbruch zum Schlaganfall usw.

So kommt der Schonung und Ordnung auch im seelischen Bereich größte Bedeutung zu. Besonders hilfreich in vieler Hinsicht erweist sich jeder Ausgleich zur Alltagsbetätigung: Sinnvoll betriebener Sport, Wandern durch Wald und Flur, regelmäßige Gartenpflege, Kegeln, Fischen und andere sogenannte Hobbies, welche vermehrte Sauerstoffzufuhr und freudespendende Abwechslung bieten, aber auch Lesen guter Bücher, Hausmusik, Bastelei, Unterhaltungen, die Form und Format besitzen, lassen neben ihren sonstigen Vorzügen den Alltag vergessen, Abstand gewinnen und die Lebensbelastungen besser, nicht allzu „tierisch ernst", ertragen. Der Mensch schont und erholt sich, stoppt den Alltagsverschleiß und gewinnt wieder Spannkraft.

2. Die Säuberung

Jede Maßnahme, die unsere reinigenden und entschlackenden Organe zu verbesserter Tätigkeit anregt, nützt dem Stoffwechsel. Dazu gehört:

---

*) Bô Yin Râ: Der Sinn des Daseins. Zürich. Kobersche Verlagsbuchhandlung.

a) tägliches Abwaschen des ganzen Körpers

Der österreichische Pionier einer gesunden Lebensweise, Mathias Zdarsky machte folgende Bemerkung*): „Leute, die sich schon für sehr rein halten, behaupten ganz stolz, daß sie sich täglich den Oberkörper bis zur Hüfte waschen. Der untere Teil ist an eine Parfümeriefabrik verpachtet." —

Gerade während der Darmreinigungskur, aber natürlich auch sonst, empfiehlt sich heiß-kaltes Wechselduschen oder Ganzwaschen mit einem in kaltes oder eventuell lauwarmes Wasser getauchten Tuch. Dabei wird ein Körperteil nach dem anderen gründlich abgerieben. Das Tuch wird wiederholt ausgewunden und mit frischem Wasser genäßt. Nach dem abendlichen Abwaschen ist es günstig, die Haut etwas feucht zu lassen und sich sogleich gut zuzudecken. Auf diese Art werden Hautatmung und Drüsentätigkeit angeregt, schädliche Stoffe ausgeschieden, der Körper abgehärtet und das Gefäß- und Nervensystem trainiert. Günstig wirken auch alle Arten von Bädern, Vollbad, Dampfbad, Sauna oder Schwimmsport, wenn sie vernünftig betrieben werden.

b) Möglichst viel frische Luft

Die heilende Wirkung des richtigen Atmens wird heute immer mehr erkannt. Richtiges Atmen ist aber nur dort möglich, wo die Bauchorgane frei von Entzündungen sind, da letztere die Bauchatmung hemmen und — wie heute allgemein üblich — verflacht ablaufen lassen. Die Gesundung des Verdauungsapparates durch Darmschonkuren ist somit eine Voraussetzung für richtiges Atmen!!

Wie sehr alltägliche Bewegung in frischer Luft, offene Fenster bei Tag und Nacht, soweit es Reinheit und Temperatur der Außenluft erlauben, häufiges Lüften im Winter, ständiger Zutritt frischer Luft in das Schlafzimmer, nötig sind, ist allgemein bekannt. Ein täglicher Fußmarsch ist durch nichts zu ersetzen! Die Hautatmung wird auch durch Luftbäder in möglichst unbe-

---

*) 1856—1940; „Falsche Lebensgewohnheiten" von M. Zdarsky. Wien 1937. Sport- und Turnverlag GmbH.

kleidetem Zustand, zum Beispiel während der morgendlichen Toilette, gefördert. Die Bekleidung soll die Hautatmungsmöglichkeit tunlichst wenig beeinträchtigen. Abschnürende oder abdichtende Bekleidung; Gummimäntel, Gummischuhe, Gummisohlen, ebenso aber auch die heute fast allgemein getragene Kunstfaserwäsche, zum Beispiel Hemden, Unterhemden, Büstenhalter, Unterwäsche usw. aus Nylon, Perlon, Orlon usw., sind ungesund.

3. Die Schulung

Jeder Mensch, dessen körperliche Betätigung einseitig oder unzureichend ist, benötigt, wenn seine Gesundheit nicht schon zu schlecht gestellt ist, harmonische Leibesertüchtigung:

Gymnastische Übungen aller Art als tägliches Morgen- oder Abendprogramm, bei offenem Fenster, möglichst unbekleidet durchgeführt, können gar nicht genug empfohlen werden. Jede vernünftig betriebene Sportart, regelmäßiger Besuch von Turn-, Gymnastik- oder Yogaschulen, Wandern, Gehen, wann immer möglich, Bewegung jeder Art, wenn nicht einseitig, üben zweckmäßig den Körper. Leben ist nach uralter Weisheit „Selbstbewegung", wozu auch der stetig fortgesetzte Gebrauch aller Körpermuskeln gehört. Daher:

Lasse deinen Körper nicht verkümmern, sondern übe ihn systematisch! Wer rastet, der rostet!

Ab morgen gesünder

Könige und Regierungen werden leichter gestürzt als Eßgewohnheiten. Es ist daher viel Einsicht und guter Wille vonnöten, um die verhängnisvollen Auswirkungen verschiedener althergebrachter Anschauungen, die geradezu in Fleisch und Blut übergegangen sind, in ihrer vollen Tragweite zu erkennen und daraus Folgerungen zu ziehen.

Wer selbst eine Darmschonkur nach Dr. F. X. Mayr durchführt, der gewinnt durch eigenes Erleben rasch volles Verständnis für das Beschriebene. Dem anderen wird manches nicht so einleuchtend erscheinen können. Dessen ungeachtet dürfte auch er praktische Anregungen empfangen haben, die er in die Tat umsetzt. So wird er vor allem, was für seine künftige Lebenseinstellung von größtem Wert ist, sich folgenden Erkenntnissen nicht verschließen können:

1. daß es jeder Mensch nötig hat, von Zeit zu Zeit, ohne den Ausbruch eines Leidens abzuwarten, etwas zur Erhaltung beziehungsweise Verbesserung seiner Gesundheit zu tun —

2. daß Vorbeugen besser und leichter möglich ist als Heilen —

3. daß wir die Gesundheit nicht durch Medikamente, auch nicht durch die teuersten, erkaufen können —

4. daß wir sie niemals vom Arzt geschenkt erhalten, sondern in erster Linie durch eigenes Bemühen beziehungsweise Mitarbeiten selbst verdienen müssen —

5. daß wir keine wesentliche Besserung der Gesundheit erzielen können, solange wir ausgesprochen schädliche Gewohnheiten beibehalten —

6. daß unsere Ernährungs- und Lebensweise unseren Gesundheitszustand maßgeblich bestimmt und es unserem freien Willensentscheid überlassen ist, ob die gesundheitliche Entwicklung nach der einen oder anderen Richtung ihren Lauf nimmt —

7. daß Vielessen keineswegs immer stark und gesund macht, sondern uns krank, häßlich und vorzeitig alt werden läßt —

8. daß der Verdauungsapparat des heutigen Durchschnittsmenschen überlastet und durch krankmachende Schlacken verunreinigt ist —

9. daß wir daher von Zeit zu Zeit eine innere Reinigungs- und Darmregenerationskur benötigen —

10. daß wir damit verschiedenste Krankheiten bekämpfen, Leiden und vorzeitigem Altern vorbeugen und Körper und Seele regenerieren.

Wer diese Sätze versteht, wird sich ihrer Logik nicht entziehen und eines Tages — ob früher oder später — den festen Entschluß in die Tat umsetzen, der da lautet:

Ab morgen gesünder
durch
Schonung, Säuberung und Schulung

Die Behandlungsformen nach F. X. Mayr (Mayr-Kuren)

Mayr-Kuren sind die individuell gestalteten Fasten-, Diät- und Darmregenerationskuren schlechthin. Sie sind Individualkuren in verschiedenen Abstufungen. MAYR erkannte mit Hilfe seiner Diagnostik, daß seine Kuren je nach Fall durchaus unterschiedlich durchzuführen sind. Für den einen ist zunächst strenges Teefasten am besten, für den anderen die Milch-Semmelkur, und für den dritten eine milde Schonkost wie die MILDE ABLEITUNGSDIÄT*). MAYR-Kur bedeutet daher nicht in jedem Fall Fasten oder Milch und Semmel essen, sondern bedeutet die für den Einzelfall jeweils erfolgversprechendste Darmschonung und Entschlackung, wie sie der MAYR-Arzt nach Untersuchung des Patienten empfiehlt.

Dementsprechend umfaßt der Rahmen der MAYR-Kur

1. Heil- oder Teefasten nach MAYR
2. Milchdiätkur (Milch-Semmelkur) nach MAYR und
3. andere und erweiterte Schonkostformen wie MILDE ABLEITUNGSDIÄT**).

---

*) RAUCH/MAYR: Milde Ableitungsdiät. 9. Aufl., Karl F. Haug Verlag, Heidelberg 1986.

**) Als in letzter Zeit immer mehr Prominente aus Kunst, Wissenschaft, Politik (Landesväter) etc. MAYR-Kuren durchführten, rauschte der Blätterwald über das „Semmelkuren“ der Betreffenden, teils zu Unrecht, da MAYR-Kur als Individualkur alle beschriebenen Möglichkeiten einschließt.

Literatur

BARTUSSEK, A.: Darm, Ernährung und Gesundheit. Drei Eichen Verlag, München (1954).
—,—: Das Problem der Ernährung in vertiefter Sicht. Ehk. 5/1956.
fahrungsheilkunde 5/1956.
—,—: Diagnostik der Gesundheit nach F. X. Mayr. Ehk 6/1956.
—,—: Dünndarmhypotonie als Grundphänomen der Gesundheitsschädigung. Ehk. 7/1956.
—,—: Grundsätzliches über die Mayr-Kur. Ehk. 2/1981.
—,—: Therapie der Dünndarmhypotonie nach F. X. Mayr. Ehk. 8/1956.
—,—: Zentrale Bedeutung des Dünndarms für Gesundheit und Krankheit. Die Heilkunst 9/1955, Heilkunst-Verlag GmbH, München.
—,—: Mayr-Diät und Behandlung. Die Heilkunst 2/1961.
—,—: Ernährung und Haltung. Die Heilkunst 1/1961.
—,—: Beziehungen zwischen Körperhaltung und Gesundheit. Eutonie. Karl F. Haug Verlag, Heidelberg (1964).
—,—: Die Gesundheitslehre F. X. Mayrs. Der Landarzt 23/1966. Hippokrates-Verlag GmbH, Stuttgart.
—,—: Abwehr von Umweltschäden nach F. X. Mayr. Ehk. 5/1972.
—,—: Das Enteropathie-Syndrom nach F. X. Mayr und der rheumatische Formenkreis. Ehk. 10/73.
—,—: Der chronische Darmschaden. Diagnostik der Gesundheit und Therapie nach F. X. Mayr. W. Braumüller, Univ. Verlag GmbH, Wien (1974).
BECHER, E.: Intestinale Autointoxikation. Ergebnisse der gesamten Medizin 18/1933. Urban & Schwarzenberg KG, Wien.
BRAUCHLE, A.: Naturheilkunde des praktischen Arztes (I und II). Hippokrates-Verlag GmbH, Stuttgart (1951).
—,—: Das große Buch der Naturheilkunde. Mosaik Verlag, Gütersloh (1957).
BUCHINGER, O.: Das Heilfasten. Hippokrates-Verlag GmbH, Stuttgart.
BUCHINGER, O. jun.: Überlegungen zur Fastenkur. Ehk. 5/1978.
DOERFLER, J.: F. X. MAYR-Kur und hämatogene Oxydationstherapie. Ehk. 8/1977.
—,—: HOT — F. X. MAYR-Kur — Symbioselenkung. Ehk. 8/1978.
—,—: Warum ist die MAYR-Kur eine Basistherapie? Ehk. 3/1979.
EMPFENZEDER, K.: Der Kreuzschmerz. Wesen und Behandlung aus der Sicht F. X. Mayrs. Ehk. 11/1970.
—,—: Probleme bei pathologischer Haltung und Gangart. Orthopädische Praxis 7/1974. Medizinisch Literarische Verlags-GmbH, Uelzen.
—,—: Probleme beim Bauchhebegriff. Orthopädische Praxis 8/1976. Medizinisch Literarische Verlags-GmbH, Uelzen.
—,—: Die pathologische Gangart beim genuvalgum. Ursache und Behandlung (nach F. X. MAYR). Ehk. 5/1973.
FELBERMAYR, L.: Herzkrankheiten und Verdauungsapparat. Verlag Neues Leben 5/1955. Bad Goisern.
FREIWALD, E.: Behandlung recid. Ulcera v. et d. mit der Mayr-Kur. Ehk. 8/1982.
—,—: Vermiedene Operationen durch Mayr-Kur. Ehk. 5/1981.
—,—: Migränebehandlung mit der Mayr-Kur. Ehk. 12/1983.

GUGGI, F.: Der Weichteil- oder chemische Rheumatismus. W. Maudrich, Wien (1956).
GUTZEIT, K.: Über die Gastroenteritis. Lehmann, München (1953).
HAMMER, E.: Kosmetik, Schönheit und Verdauung. Kosmetikerinnen-Fachzeitung 311/VII/1978. Baden-Baden.
HEUN, E.: Das Fasten als Erlebnis und Geschehnis. V. Klostermann, Frankfurt/M. (1953).
HOLTZMANN, H. G.: Die Unterschiede der Fastenkuren nach Buchinger und Mayr. Ehk. 5/1978.
KIMMERLE, P. E.: Mayr-Kur und Risikofaktoren. Ehk. 9/1981
KÖHNLECHNER, M.: Handbuch der Naturheilkunde. Kindler Verlag GmbH, München (1975).
KOJER, E.: Grundzüge der Mayrschen Behandlungsmethode. Verlag Neues Leben, 5/1955, Bad Goisern.
—,—: Diagnostik der Gesundheit nach F. X. Mayr. Ehk. 5/1960.
—,—: Ambulante Sanierung des Magen-Darm-Kanals nach F. X. Mayr. Ehk. 4/1969.
—,—: Grundsätzliches zur Therapie nach F. X. Mayr. Ehk. 11/1982
KOJER, E. und Mitarb.: Festschrift zum 100. Geburtstag von Dr. F. X. Mayr. Karl F. Haug Verlag, Heidelberg (1975).
KOJER, M.: Altersdiabetes und Mayr-Kur. Ehk. 6/1983
—,—: Wasserhaushalt und Elektrolyte. Ehk. 7/1982.
KÖTSCHAU, K.: Medizin am Scheideweg. Karl F. Haug Verlag, Heidelberg (1960).
—,—: Gesundheitsprobleme unserer Zeit. H. G. Müller Verlag, Krailling (1955).
MAYR, F. X.: Fundamente zur Diagnostik der Verdauungskrankheiten (1921), Neuauflage Turm-Verlag, Verlagsgemeinschaft F. Zluhan, Bietigheim (1974).
—,—: Die Darmträgheit. 3. Aufl. Verlag Neues Leben, Bad Goisern (1954).
—,—: Die verhängnisvollste Frage. Verlag Neues Leben, Bad Goisern (1951).
—,—: Schönheit und Verdauung. Verlag Neues Leben, Bad Goisern (1954).
MORDHORST, G.: Ableitung über die Haut zur Unterstützung von Regenerationskuren. Ehk. 6/1967, Beilage Diaita.
—,—: Einfache Maßnahmen der physikalischen Therapie zur Unterstützung der Nachbehandlung von Regenerationskuren (F. X. Mayr). Ehk. 1968.
NOTNAGEL, H.: Diagnostik und Therapie der Verdauungskrankheiten. Leipzig (1898).
POLLAK, K.: Der Naturarzt (Kapitel F. X. MAYR-Kur) 1953. Sammlung lebendige Medizin.
PREUSSER, W.: Diagn. u. therap. Nutzung cutivisc. Reflexe b. d. Mayr-Kur. Ehk. 10/1983.
PUTZAR-EHRENBERG, Ch.: Erfahrungen mit der Darmbehandlung nach F. X. Mayr. 22/1963, Hippokrates-Verlag GmbH, Stuttgart.
—,—: Koprolyse durch Fastenkuren. Ärztliches Mitteilungsblatt 8/1950, Berlin.
RAUCH, E.: La depurazione dell' Intestino secondo il Dr. F. X. Mayr. Italienische Übersetzung von Dr. G. BERTOLINI, Selbstverlag, Milano.
—,—: De Darmreiniging folgens Dr. F. X. Mayr. Holländische Übersetzung, De Driehoek, Amsterdam (1976).
—,—: Blut- und Säftereinigung. Milde Ableitungskur. 13. Aufl., Karl F. Haug Verlag, Heidelberg (1980).

—,—: Falsches Zitieren F. X. Mayrs. Hippokrates-Verlag GmbH, Stuttgart, 12/1958.
—,—: Der chronische Verdauungsschaden und seine Auswirkungen. Ehk. 3/1958.
—,—: Mayr-Kur in der Großstadtpraxis. Ehk. 5/1970.
—,—: Einfache Schnelldiagnostik von Magen-, Leber-, Dünndarmschäden (Die Succussionen). Ehk. 10/1969.
—,—: Mayr-Kur und Gravidität. Ehk. 11/1973.
—,—: Behandlung akuter Infekte im Sinne F. X. Mayrs. Ehk. 10/1972.
—,—: Heilung der Erkältungs- und Infektionskrankheiten durch natürliche Behandlung. **10. Aufl., Karl F. Haug Verlag, Heidelberg (1980).**
—,—: Genezing van verkoudheid en infectieziekten. Holländische Übersetzung, De Driehoek, Amsterdam.
—,—: Aspekte zur Vorsorge- und Gesundheitsdiagnostik nach F. X. MAYR. Ehk. 6/1977.
—,—: Diagnostik nach F. X. MAYR. Kriterien des Krankheitsvorfeldes, der Gesundheit und Krankheit. 2. Aufl., Karl F. Haug Verlag, Heidelberg (1979).
—,—: Diagnostik nach F. X. MAYR. — Einführung. Physikal. Medizin u. Rehabilitation. 9/1978. Uelzen. ML-Verlag.
—,—: Zur Psychologie ärztlicher Kurlenkung. Ehk 1/1982.
—,—: Phytotherapeutische Anwendungen während und nach MAYR-Kuren. Ehk. 5/1986.
—,—: Ernährungstherapie im Sinne F. X. MAYRS. Ehk. 7/1986.
RECKEWEG, H.-H.: Homotoxikologie. Aurelia- Verlag, Baden-Baden (1975).
REGAMEY, P. R., OP.: Wiederentdeckung des Fastens. Herold, Wien (1963).
ROST, A.: Der Darm als Störfeld in der thermischen Diagnostik. Ehk. 12/1983.
RUSCH, H. P.: Naturwissenschaft von morgen. H. G. Müller Verlag, Krailling (1955).
—,—: Bodenfruchtbarkeit. 4. Aufl., Karl F. Haug Verlag, Heidelberg (1980).
SALMANOFF, A.: Geheimnisvolle Weisheit des Leibes. Karl F. Haug Verlag, Heidelberg (1961).
SCHMIEDECKER, K.: Untrügliche Zeichen der Gesundheit. Verlag Neues Leben, Bad Goisern (1955).
—,—: Über den Leberbuckel. Medizinische Klinik 19/1958, Urban & Schwarzenberg, München-Berlin.
—,—: Gesundung und ihr Training. Verlag Neues Leben, Bad Goisern (1970).
SCHMITZ-HARBAUER, R.: Raucherentwöhnungshilfe durch Kostumstellung. Münchner Med. Wochenschrift 11/1974.
STEFAN, K.: Abbau und Aufbau als Heilprinzip. Karl F. Haug Verlag, Heidelberg (1958).
SOBOTIK, S.: Schonkost — Diätkost. Verlag Neues Leben, 6/1954, Bad Goisern.
—,—: Bircher-Benner — F. X. MAYR. Verlag Neues Leben, Bad Goisern 1955.
TRUDEL, E.: Die ambulante MAYR-Kur. Ehk. 12/1977.
—,—: Behandlung scheinbarer Psychopathien mit der Mayr-Kur. Ehk. 9/1981.
—,—: Behandlung chronischer Entzündungszustände im Unterbauch (chron. Prostatitis und Adnexitis) Ehk. 7/1984.
VOGEL-HAFERKAMP: Biologisch-medizinisches Taschenjahrbuch 56/1955. Hippokrates-Verlag GmbH, Stuttgart.
WOLFRUM, W.: Aktive Gesundheitspflege nach F. X. Mayr. Bietigheim, Turm-Verlag.
—,—: Mayr-Kur und Obstipation. Ehk. 5/1979.
—,—: Die Mayr-Kur. Österr. Ärztezeitung 36/6, 1981, Wien.

—,—: Behandlung von Alterskrankheiten nach Mayr. Ehk. 9/1981.
—,—: Gesunde Ernährung aus der Sicht F. X. Mayrs. Ehk. 12/1983.
—,—: Atemtherapie im Sinne F. X. MAYRS. Ehk. 5/1986.
ZABEL, W.: Das Fasten. Hippokrates-Verlag GmbH, Stuttgart (1962).

Praktische Hinweise

1. Wer sich entschlossen findet, die natürlichen Ratschläge Dr. MAYRS künftig grundsätzlich in seinen Lebens- und Ernährungsstil einzubauen, der benötigt zur konsequenten Durchführung die Kenntnis der umseitig beschriebenen Broschüren: „Blut- und Säftereinigung", „MILDE ABLEITUNGSDIÄT" sowie „Heilung der Erkältungs- und Infektionskrankheiten". Naturheilkundige Anwendungen, biologische, phytotherapeutische (heilpflanzliche) und homöopathische Arzneien stehen — falls erforderlich und richtig angewendet — in keinem Gegensatz zur Mayr-Therapie, ja können sie sogar harmonisch ergänzen. Zahlreiche moderne chemotherapeutische Präparate hingegen können so ungünstige Effekte hervorrufen, daß der Erfolg der Mayr-Kur empfindlich beeinträchtigt wird; dies besonders, wenn, wie heute so oft üblich, wegen geringfügiger Anlässe hochdosiert („mit Kanonen gegen Spatzen") vorgegangen wird. Der den Lehren Dr. MAYRS Vertrauende halte sich und seine Kinder daher möglichst an die mit der Mayr-Methode harmonisierenden Heilweisen. Dazu sollte er sie zunächst theoretisch kennenlernen, bevor er sie seinem (möglichst biologisch eingestellten) Hausarzt vorschlagen kann.

2. **Ärzte, die ambulant die Schonkur nach Dr. MAYR durchführen, sowie Kurhäuser, die auf Mayr-Kuren spezialisiert sind, sind zu erfahren von: Gesellschaft der Mayr-Ärzte, D-6900 Heidelberg, Postfach, *gegen Übersendung eines freigemachten Rückumschlags.* Die genannten Ärzte haben die vorgeschriebenen Ausbildungskurse in Diagnostik und Therapie nach MAYR absolviert.**

3. Ausbildungskurse in Diagnostik und Therapie nach F. X. MAYR finden alljährlich in einem Mayr-Kurhaus statt. Alle diesbezüglichen Anfragen von Ärzten sind zu richten an den Verfasser.

Anschrift des Verfassers:

Medizinalrat Dr. med. Erich Rauch, Gesundheitszentrum Golfhotel am Wörthersee, A-9082 Maria Wörth-Dellach, Kärnten, Österreich.

RAUCH, Medizinalrat Dr. med. Erich

1

Die Darm-Reinigung
nach Dr. med. F. X. Mayr

Mit einem Geleitwort von Dr. med. Freimut BIEDERMANN

36. Auflage 1986, 105 S., 15 Abbildungen von Otto STEFFERL, Wien, und 2 Tabellen, kart., DM 15,–

Als persönlicher Schüler des bekannten Forschers und Arztes Dr. Franz Xaver MAYR hat Dr. RAUCH eine klare, prägnante Darstellung der Darmreinigung nach Dr. F. X. MAYR geschrieben. Es handelt sich dabei um eine aus der Spezialpraxis für ,,Mayr-Kuren" entstandene Schrift, die ganz für die Praxis, und zwar für den Arzt zu dessen Entlastung und für den Patienten zu dessen bestmöglicher Information geschrieben ist.
Dieses Buch ist ebenfalls in englischer Sprache unter dem Titel „Health through inner body cleansing" erschienen.

RAUCH, Medizinalrat Dr. med. Erich

2

Blut- und Säfte-Reinigung

MILDE ABLEITUNGSKUR

Mit einem Geleitwort von Prof. Dr. med. Dr. phil. Hans MÜLLER

17. Auflage 1985, 169 S., 16 Abbildungen, darunter 8 Farbtafeln, von Otto STEFFERL, Wien, kart., DM 24,–

Es heißt zu Recht: ,,Du bist so jung und so gesund, wie es Dein Blut und Deine Körpersäfte sind!" Der bekannte Mayr-Arzt Dr. Erich RAUCH hat hier eine praktische Ergänzung und Bereicherung zu seinem ungemein erfolgreichen ersten Buch geschaffen. Er behandelt das weite Gebiet der Blut- und Säfte-Reinigung in leicht faßlicher Weise. Ärzte sollten das Buch lesen und es dann ihren Patienten in die Hand geben.

RAUCH, Medizinalrat Dr. med. Erich und
MAYR, Peter (Küchenmeister) **3**

MILDE ABLEITUNGSDIÄT

Kochrezepte der MILDEN ABLEITUNGSKUR
Richtlinien für gesündere Ernährung

9., überarbeitete Auflage 1986, 200 Seiten, 8 Abbildungen, geb., DM 28,–

Dr. RAUCH, Chefarzt eines Spezialsanatoriums für Diagnostik und Therapie nach Dr. F. X. MAYR, und der Küchenchef seines Hauses, P. MAYR, haben ein praktisches Diät- und Rezeptbuch verfaßt, wie es nur aus enger Zusammenarbeit von Arzt und Küchenmeister entstehen konnte. Die MILDE ABLEITUNGSDIÄT ist die Heilkunst der bewährten MILDEN ABLEITUNGSKUR und eine Diät, wie sie heute fast jeder zur Krankheitsvorbeugung, zur Anhebung der Grundgesundheit sowie zur Förderung der Heilung verschiedenster Krankheitszustände sehr gut gebrauchen kann. Wer einmal begriffen hat, daß der WEG ZUR GESUNDHEIT nicht durch die Apotheke, sondern durch die Küche führt, der braucht detaillierte klare praktische Anleitungen, die sich meist schon nach kurzem sehr günstig auswirken. Hier sind sie! Carpe et tolle – nimm und lies!

RAUCH, Medizinalrat Dr. med. Erich **4**

Diagnostik nach F. X. Mayr

Kriterien des Krankheitsvorfeldes, der Gesundheit und Krankheit

Mit einem Geleitwort von Univ.-Prof. Dr. W. ZISCHKA-KONORSA, Wien

5. Auflage 1984, 151 S., 38 Abb. von Otto STEFFERL, Wien, und von Heinrich FELLENZ sowie mit 13 Fotoabb., kart., DM 28,–

Wer einmal mit dem durch die MAYR-Diagnostik geschärften Auge zu sehen gelernt hat, wird die befundmäßig „Gesunden“, die oft bestenfalls nur mehr Halbkranke sind, am laufenden Band

erkennen: Sogenannte Großtrommelträger, Sämänner, Entendamen, Atrophiker und andere, vor allem von Ernährungs-Verdauungsschäden Gezeichnete. Auch bei den Voll-Kranken deckt diese Diagnostik oft bislang unbeachtete Zusammenhänge auf und eröffnet neue therapeutische Perspektiven.
Wenn heute die Mehrzahl aller Halbkranken ihre oft schon in die Augen springenden diagnostischen Warnzeichen nach MAYR übersieht und daher die Motivation fehlt, etwas für die Gesundheit zu unternehmen; wenn noch leicht behebbare Vorfeld- und Frühschäden unbeachtet bleiben und wenn Millionen von Verdauungs-Stoffwechsel-Leidenden fast nur symptom-unterdrückend behandelt werden, so liegt dies weniger an einem Mangel an Bereitschaft, als an Unkenntnis der gesetzmäßigen Zusammenhänge, wie sie F. X. MAYR aufgedeckt und RAUCH in diesem Buch leicht erfaßbar gemacht hat.

RAUCH, Medizinalrat Dr. med. Erich

5

Autosuggestion und Heilung

Die innere Selbst-Mithilfe

4. verbesserte Auflage 1985, 213 Seiten mit 6 farbigen Suggestionskarten, geb., DM 45,–

Die bewußte Autosuggestion nach Emil COUÉ ist eine Ordnungstherapie. Sie spricht die psychischen und vor allem die unbewußten Seinsschichten des Patienten an und programmiert sie systematisch auf innere Mitarbeit am Gesundungsprozeß. Fehlgesteuerte und brachliegende Selbstheilkräfte können heilungsentscheidend aktiviert und die jeweiligen ärztlichen Therapien von innen her grundlegend unterstützt werden. Die Methode hat sich bei der Mehrzahl aller funktionellen, vegetativen und psychosomatischen Störungen bewährt sowie bei den charakteristischen Erkrankungsformen dieser Zeit, die durch Überbelastung, Streß, psychische und nervliche Überforderung mit verursacht sind.

RAUCH ist es gelungen, die altbewährte Autosuggestion nach COUÉ gezielt auf die praktischen Bedürfnisse des heutigen Menschen auszurichten und sie in leicht verständlicher Form, mit zahlreichen aktuellen Fallbeispielen, einleuchtend und eindrucksvoll darzustellen. Schon beim Lesen verspürt man die suggestive Wirkung, die Methode auch für sich selbst anzuwenden, wobei dem Arzt auch noch etliche seiner Patienten in den Sinn kommen, denen er spontan die Schrift zur Beherzigung nahelegen möchte. Dieses Buch dient Arzt und Patient zugleich. Der Patient entnimmt ihm die präzise Erläuterung der auszuübenden Methodik, der Arzt überwacht die Durchführung und erspart sich Erklärung und Zeit. Wer sich einmal mit dem eminenten Thema Suggestion und Autosuggestion auseinandergesetzt und begonnen hat, seine Patienten damit bekannt zu machen, dürfte in Hinkunft kaum mehr auf diese einfache Zusatzhilfe verzichten wollen. Sie wird eine grundlegende Bereicherung seiner therapeutischen Palette darstellen und mithelfen, bei geeigneten Fällen das Behandlungsergebnis zu verbessern.

RAUCH, Medizinalrat Dr. med. Erich

6

Anleitungsheft für Autosuggestion

Die 10 Selbsthilfe-Übungen

3. Auflage 1985, 48 Seiten, kart., DM 10,–

Mit dieser kleinen aber wichtigen Praxisfibel für bewußte Autosuggestion hat Dr. RAUCH die praktische Ergänzung zu seinem Buch über „Autosuggestion und Heilung" geschaffen. Dabei wird in ebenso einfacher wie überzeugender Manier das gesamte „technische Rüstzeug" der Methode dargestellt. Jeder, der sich für die altbewährte, von Dr. RAUCH auf die Bedürfnisse des heutigen Menschen ausgerichtete bewußte Autosuggestion interessiert, kann danach die „praktischen Handgriffe" dieser *„Selbsthilfe-Methode für positive Lebensgestaltung"* studieren und erlernen. Die Fibel beinhaltet präzise Anweisungen für 10

Selbsthilfe-Übungen, die sich gegenseitig in ihrer Wirkung verstärken und die Fähigkeit des Übenden entwickeln, die Methode zunehmend erfolgreicher einzusetzen.

RAUCH, Medizinalrat Dr. med. Erich

7

Heilung der Erkältungs- und Infektionskrankheiten durch natürliche Behandlung

13. Auflage 1985, 84 Seiten, 10 Abbildungen von Otto STEFFERL, Wien, kart., DM 14,–

Heute wissen nur mehr die wenigsten, wie mit einfachen natürlichen Mitteln die Erkältungsfolgen, Grippen und Kinderinfektionskrankheiten auszuheilen sind. Daher wird immer häufiger, oft bei harmlosen banalen Infekten, auch bei Kleinstkindern, sogleich zu äußersten Maßnahmen gegriffen: Mit hochdosierten Sulfonamiden, Breitbandantibioticis und anderen ,,Kanonen" wird auf ,,Spatzen" geschossen und ein möglicher Teufelskreis an gesundheitlichen Komplikationen in Gang gesetzt. Naturheilmaßnahmen wirken stets komplikationsfrei, richtig eingesetzt meist verblüffend rasch und durchgreifend heilsam. Es ist das Verdienst des Verfassers, die richtige praktische Anwendung in Wort und Bild, auch für den Laien verständlich aufgezeigt zu haben. Dazu gehören kombinierte Anwendungen, ,,Schnellbehandlungsserien" und besonders bewährte Maßnahmen bei einzelnen Erkrankungen. Jede Mutter sollte dieses Büchlein kennen! Jeder Arzt kuriert gerne naturgemäß, wenn er und der Patient diese Behandlungsart kennen!

RAUCH, Medizinalrat Dr. med. Erich /
KRULETZ, Dr. rer. nat. Peter

8

Heilkräuter-Kuren

Aus dem Schatz der Naturmedizin

245 Seiten, 50 Abbildungen, geb., DM 35,–

Dieser aktuelle Ratgeber zur Durchführung einfacher, unschädlicher und dennoch sehr wirksamer Kuren aus Mild-Heilkräutern (Mite-Phytotherapeutika) entstand aus langjähriger Zusammenarbeit von Naturheilarzt und Heilpflanzenfachmann (Botaniker).

Die von *Rauch* und *Kruletz* beschriebenen Kuren können als *alleinige Behandlungsform* und auch als *Begleitmaßnahme* zur sonstigen ärztlichen Therapie durchgeführt werden. Dies gilt besonders für biologische Therapien, Fasten-Diätkuren und deren Nachbehandlung sowie für alle Behandlungsarten, bei denen eine milde, aber dennoch sehr wirkungsvolle *Unterstützung der körpereigenen Heilvorgänge* erwünscht wird. Dabei kommt es auf die Kunst der richtigen Auswahl durch den Arzt und auf sachgemäße liebevolle Anwendung durch den Patienten an. Nur dann erfüllen Heilkräuter die in sie gesetzten pharmakodynamischen Erwartungen oder übertreffen sie bei weitem.

Heute kennt fast jeder zahlreiche Mild-Heilkräuter, aber nur die wenigsten wissen ihre Heilkräfte zu nutzen. Die Autoren zeigen die praktische Anwendung anhand vieler Beispiele und der folgenden *21 Heilkräuter-Kuren:*

1. Frühjahrs- und Blutreinigungskuren – 2. Mund-, Zahnfleisch-, Rachenpflegekuren – 3. Infekt-, Schnupfen-, Halswehkuren – 4. Magenkuren – 5. Leber-, Gallen-, Bauchspeicheldrüsenkuren – 6. Darmkuren – 7. Mastdarm- und Hämorrhoidenkuren – 8. Nieren- und Blasenkuren – 9. Prostatakuren – 10. Herzkuren – 11. Kreislaufkuren – 12. Bronchialkuren – 13. Frauenkuren – 14. Nervenkuren – 15. Augenkuren – 16. Hautkuren – 17. Haarkuren – 18. Gelenk-, Rheuma- und Gichtkuren – 19. Regenerationskuren nach Wunden und Verletzungen – 20. Fuß- und Beinkuren – 21. Seniorenkuren